DISSERTATION
SUR L'INUTILITÉ
DE L'AMPUTATION
DES MEMBRES.

PAR Monsieur BILGUER, Chirurgien général des Armées du Roi de Prusse.

TRADUITE & augmentée de quelques Remarques, par M. TISSOT, D. M. &c.

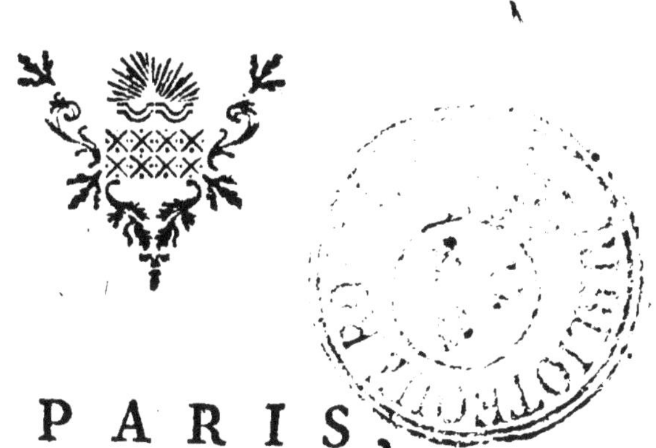

A PARIS,

CHEZ PIERRE FR. DIDOT le jeune, Quai des Augustins, à Saint Augustin.

M. DCC. LXIV.

Avec Approbation, & Privilége du Roi.

A MONSIEUR,

MONSIEUR PRINGLE,

D. M. Médecin de S. M. la Reine d'Angleterre, Premier Médecin Général des Armées, de la Société Royale, &c.

MONSIEUR,

VOTRE excellent Ouvrage sur les Maladies des

Armées, si utile à tous les Médecins, sera toujours le guide de ceux auxquels on confiera l'importante fonction de veiller à la santé des Troupes. M. BILGUER vient de faire pour sa partie ce que vous avez fait pour la vôtre, en traçant à ses collegues & à ses successeurs la route qu'ils doivent suivre. Je me suis fait un plaisir de traduire sa Dissertation, & vous en aurez plus que per-

sonne à la lire, parcequ'ayant été long-temps le témoin éclairé & affligé des horreurs de l'opération que cet habile homme combat, vous appercevrez mieux l'utilité de son travail, il vous sera plus facile d'en connoître tout le prix. C'étoit presque un devoir pour moi de vous l'offrir, & je saisis avec empressement une occasion si naturelle de vous témoigner publiquement les sentiments de la considération la plus distinguée avec lesquels j'ai l'honneur d'être,

MONSIEUR,

Votre très-humble & très-obéissant Serviteur
TISSOT.

A Lausanne, le 1 Avril 1764.

PRÉFACE
DU TRADUCTEUR.

L'EXTRAIT de la Dissertation, dont je publie actuellement la traduction, m'en avoit donné une très-haute idée ; mais en la lisant je la trouvai encore meilleure que je ne l'avois cru : elle me parut un des ouvrages de Chirurgie le plus utile & le mieux fait, j'espérai qu'on ne tarderoit pas à la traduire en François.

Dix-huit mois s'étant écoulés sans que cette traduction parut, je pensai à en procurer une. Je cherchai d'abord un Traducteur ; n'en ayant point trouvé, je me déterminai à l'être moi-même : je crus bien mériter d'un grand nombre de malheureux en consacrant à ce travail quelques heures de mon temps. Je serai très-content si, en rendant cet excellent livre plus commun, je contribue à en accréditer la doctrine & à déterminer le grand nombre de Chirurgiens, que je mets en état de pouvoir en profiter, à abandonner la cruelle & meurtriere méthode de l'amputation, pour suivre celle que M. BILGUER propose avec une sincérité & un détail qui ne laissent rien à désirer.

Le titre de l'original est, » *Dissertatio inauguralis Medi-*

» *co-Chirurgica de membrorum* » *amputatione rariſſimè admi-* » *niſtrandâ aut quaſi abrogan-* » *dâ, quam, pro gradu Doctoris Medicinæ & præcipuè Chi-* » *rurgiæ ritè conſequendo, die* » *vigeſimâ unâ Martii A.S.* 1761 » *in alma regia Fridericiana,* » *ſpeciminis loco, publicæ eru-* » *ditorum cenſuræ ſubmiſit* JO- » HANNES ULRICUS BILGUER, » Curia-Rhœtus, *generalis Præ-* » *fectus Chirurgorum exercitûs* » *Regii Boruſſici* «.

Cet ouvrage renferme beaucoup plus de choſes que le titre n'en annonce, car non-ſeulement il prouve l'inutilité & le danger de l'amputation par pluſieurs raiſons, auxquelles on pourroit en ajouter beaucoup d'autres; mais de plus, non content de détruire un édifice chancelant, M. BILGUER conſtruit & décrit une méthode qui prévient ou guérit les accidents qui avoient engagé à employer l'amputation & c'eſt proprement la partie eſſentielle & la plus conſidérable de ſon ouvrage, qui eſt véritablement un Traité des plaies d'armes à feu.

J'ai fait perdre beaucoup à M. BILGUER du côté du ſtyle, mais j'eſpere avoir rendu ſes idées, ſans leur rien ôter de leur clarté & de leur force : cet ouvrage fera époque dans la Chirurgie & passera à la postérité ; j'aurois été fâché de le défigurer.

Je serai charmé si l'Auteur me sçait gré de mon travail & voit sans peine mes notes. Il doit être persuadé qu'étant très-occupé, il faut que son livre m'ait paru bien bon & bien nécessaire, puisque j'ai pris la peine de le traduire.

J'apprens qu'il vient de publier une Chirurgie, mais en Allemand & je suis persuadé qu'elle est remplie d'excellentes choses : il me paroît fait pour ouvrir de nouvelles voies qui tendront toutes à diminuer les maux de l'humanité.

J'aurois intitulé cet ouvrage *le Manuel du Chirurgien d'armée*, il doit le devenir, si l'on n'en avoit pas déja sous ce titre un autre (1) qui, quoique peu connu, n'est point à mépriser. L'Auteur avoit déja très-bien vu que les plaies des tendons sont peu fâcheuses à cause du peu de sensibilité de cette partie, que le cautere actuel est peu utile & quelques autres vérités presqu'oubliées dès-lors. Il décrit les plaies avec disloca-

(1) *Le Manuel du Chirurgien d'Armée, ou l'Art de guérir méthodiquement les plaies des Arquebusades, &c. par L. L. M. C. à Paris, chez* D'HOURY. Mon édition, qui est la seconde, est de 1693.

tion & fracture près des articulations; il détaille les autres accidents qui surviennent aux plaies d'armes à feu & ce dont on doit lui tenir compte, il n'indique l'amputation que dans [illegible] seul cas, celui d'une gangrene désespérée ; il l'indique comme un remede horrible & douteux. Je rapporterai ici ses expressions, elles prouvent que s'il vivoit aujourd'hui, il seroit le plus zelé partisan de la nouvelle méthode, puisqu'il connoissoit toute l'insuffisance & gémissoit de toute l'horreur de l'ancienne.

» Si la gangrene malheureu-
» sement de quelque cause qu'el-

» ſoit produite, fait un ſi grand » progrès qu'elle mépriſe les » ſoins & les remedes & que » la partie tombe dans la ſydé- » ration, il n'y en a point d'au- » tre alors que l'amputation du » membre, dont le ſuccès n'est » pas trop aſſuré, puiſque s'il » eſt douteux dans un ſujet bien » conditionné, il doit à plus for- » te raiſon l'être dans un qui » n'aura pas les mêmes qualités; » c'eſt toutefois l'unique, tout » horrible qu'il eſt, pour termi- » ner ces maux & ſauver le reſte » du corps, ce qui néanmoins » ne nous eſt poſſible & permis » que quand la volonté, l'âge » & les forces ſuffiſantes du

» blessé nous donnent la liberté » d'entreprendre & de tenter » en sa faveur un si déplorable » secours «.

La façon de penser de cet Auteur ne s'étoit pas établie comme il auroit été à souhaiter, les amputations sont encore trop fréquentes & l'ouvrage de M. Bilguer doit être accueilli d'autant plus favorablement aujourd'hui, qu'une Compagnie célebre & dont les décisions doivent avoir un grand poids dans les matieres chirurgicales, a décidé d'une façon positive, il y a sept ans que *l'amputation est absolument nécessaire dans les plaies d'armes à feu compliquées de fracas des os*, & n'a laiſſé d'autre alternative aux infortunés bleſſés que celle de perdre le membre bleſſé ſur le champ, ou ſeulement quelques heures plus tard. L'on pourroit appliquer à cette queſtion ce vers de JUVENAL;

Nulla unquam de morte hominis cunctatio longa eſt.

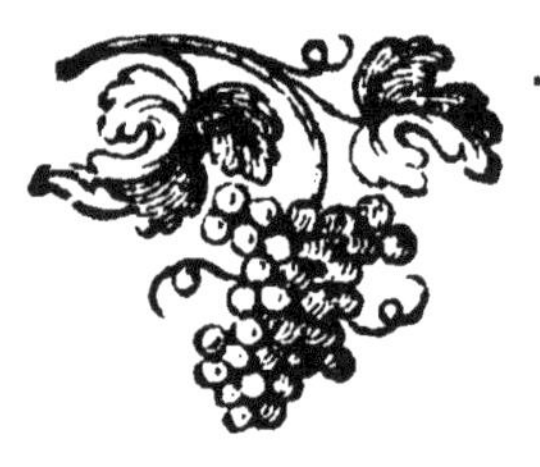

DISSERTATION

DISSERTATION
SUR L'INUTILITÉ
DE L'AMPUTATION
DES MEMBRES.

§. I.

M'ÉTANT déterminé depuis peu à publier dans cette célebre Université quelqu'ouvrage qui servît à faire juger des connoissances que je puis avoir acquises; le sujet qui m'a paru répondre le mieux à mon but, a été celui qui, en éclairant la Chirurgie que j'ai exercée pendant plusieurs années au milieu des guerres cruelles, serviroit en même temps à détruire levés, mais si fort détachés, blessés, meurtris, contus, que les meilleurs Chirurgiens jugeoient qu'on devoit achever l'amputation, se sont guéris par mes soins, contre l'idée générale, sans amputation.

§. III.

CES heureux succès, dûs en partie aux ressources de la Nature, & en partie aux soins de l'Art, m'encouragerent puissamment à ne recourir presque jamais à l'amputation, mais à employer tous les secours, tant internes qu'externes, propres à conserver aux infortunés blessés leur vie & leurs membres; & mes premiers efforts, bien loin d'être malheureux, me confirmerent toujours plus dans l'idée, que les parties les plus maltraitées pouvoient être rétablies beaucoup plus souvent qu'on ne le croit.

généralement ; & quoique cette idée ne m'ait point paru approuvée par d'habiles Médecins & Chirurgiens, quoique je ne me flatte point de pouvoir les persuader, j'espere cependant que d'autres, encouragés par mon exemple & par le détail de mes succès, auront le courage de suivre la même méthode, & que leur autorité servira ensuite à convaincre les plus incrédules.

§. IV.

QUAND tous les gens de l'Art se réuniroient, ce que je ne crains pas, pour déclarer ma méthode absolument inutile, les autres hommes me sçauront toujours gré de mes efforts pour mutiler les blessés le moins qu'il m'est possible, puisqu'il n'y a personne qui ne soit profondément ému en entendant parler de quelqu'amputation, ou en voyant quelqu'infortuné à qui l'on a coupé une main, un bras, un pied, une jambe, se traînant misérablement sur une jambe de bois ou sur des béquilles; & qui n'envisage comme un beaucoup plus grand malheur la privation totale d'un membre, que sa conservation, quoique défiguré & incapable de plusieurs de ses usages primitifs. Si l'on pense combien tous les hommes redoutent la douleur que produisent les plus légeres incisions, l'on comprendra aisément combien l'amputation doit inspirer d'horreur, comment plusieurs blessés aiment mieux mourir que de s'y soumettre(1),

(1) Je ne voudrois pas trop insister sur cette raison: si l'on calculoit les douleurs, la somme de celles qu'exigent les opérations nécessaires pour sauver un membre, égale souvent celles de l'amputation; mais les deux grandes raisons pour préférer la méthode de M. BILGUER, sont la conservation du membre & celle du malade, que l'amputation tue si souvent, &

& pourquoi il eſt ſi rare de trouver un ou deux hommes tels que ce Comte de MANSFELD, ſi célebre dans la guerre de trente ans, qui ſe fit couper un bras bleſſé au ſon des trompettes & des tambours ; ou ce payſan, dont parle feu M. SCHAARSCHMID, célebre Médecin de Berlin, dans ſes Recueils d'Obſervations & de Remarques ſur la Médecine & la Chirurgie (1), qui ſe coupa lui-même une jambe gangrénée avec une ſcie peu propre à cette opération (2).

---

que les douleurs des inciſions ne tuent jamais ; d'ailleurs il eſt vrai que la même ſomme de douleurs, repartie ſur un plus long terme, n'eſt pas auſſi cruelle pour le patient. *Rem. du Trad.*

(1) *Sam. SCHAARMIDTS Mediciniſcher und Chirurgiſcher Berliniſcher, Woechentlicher, Nachrichten, Zweyter Jargang.*

(2) L'on peut ajouter à ces exemples celui du fils de THAMAS COULICAN, Capitaine dans les Troupes Autrichiennes, qui ayant eu la jambe bleſſée avec fracas d'os, dans une de[illegible]

§. V.

Mais de peur qu'on ne m'accuſe d'être guidé puſillanimement par les cris des malades, & de manquer de cette fermeté que CELSE (1) exige dans un Chirurgien, j'enviſagerai l'opéra-

---

lui-même une chandelle d'une main, & arrachoit les eſquilles avec l'autre. Il a donné beaucoup d'autres preuves, non-ſeulement de valeur guerriere, mais auſſi de ce courage contre la douleur, qui en eſt très différent, & qui eſt beaucoup plus rare. *Rem. du Tr.*

(1) Celſus *de Re Medicâ*, *l.* 7. *Præf.* Cependant M. DIONIS avoue, *Cours d'Opérations*, *Demonſ.* 2. *art.* 9. que les Chirurgiens les plus fermes tremblent au moment où ils vont faire cette opération. » De » toutes les opérations, celle qui fait le plus d'hor- » reur, c'eſt l'amputation d'une cuiſſe, d'une jambe » ou d'un bras. Quand l'on eſt prêt de ſéparer une » partie de ſon tout, & que l'on fait réflexion ſur » les moyens cruels dont on va ſe ſervir, il n'y a point » de Chirurgien qui ne tremble & qui ne compatiſſe » au malheur du pauvre patient, qui ſe trouve dans » la fatale néceſſité d'être privé d'une partie de ſon » corps pour toute ſa vie ; *& ailleurs il dit* : Cette » opération devroit plûtôt être faite par un Boucher, » que par un Chirurgien «.

tion, en ſuppoſant des hommes qui reſſemblent à ceux dont je viens de parler, & que l'envie démeſurée de vivre, une force d'eſprit rare, la Religion, d'autres raiſons morales, déterminent à regarder la douleur comme rien, quand elle leur procure quelque eſpérance de conſerver leur vie.

IL eſt étranger à mon plan de chercher quel eſt le premier qui a oſé tenter cette opération, & d'en ſuivre l'hiſtoire dans les ouvrages des Anciens. Je dirai ſeulement que les bleſſés guéris, après avoir eu quelque membre emporté par accident, ont ſans doute fait connoître la poſſibilité & ſuggéré la premiere idée de tenter cette opération. Je ne détaillerai point non plus les différentes manieres dont on l'a faite depuis l'enfance de l'Art juſques à nous, elles ſont décrites ailleurs (1), & je ne me propose point de donner un traité complet des Amputations ; je ne rappellerai de ce qu'on sçait déja sur cette matiere que ce que je ne pourrai pas éviter ; c'est la méthode que l'on devroit suivre, quand on traite quelque sujet particulier, & j'espere que ceux qui font plus de cas que moi des méthodes scholastiques, me pardonneront les négligences d'arrangement & de diction, quand ils sçauront combien je suis occupé ; les autres m'excuseront en se rappellant ce mot de CELSE ; *l'on guérit par les remedes & non par l'éloquence.*

§. VI.

POUR prouver ma proposition, je commencerai par indiquer les maux

(1) *Mémoires de l'Académie Royale des Sciences*, 1732. *Art.* 7.

que l'on a cru jusques à présent exiger l'amputation ; je les réduirai à six.

1°. La gangrene & le sphacele qui détruisent un membre jusqu'à l'os.

2°. Un tel délabrement dans un membre, soit fracture, ou lacération, qu'on ait tout lieu de craindre les accidens les plus cruels, la gangrene & la mort.

3°. Une forte contusion de toutes les parties molles qui a en même temps brisé les os.

4°. Les blessures des grands vaisseaux qui portent le sang à ce membre, soit qu'on croie ne pouvoir pas arrêter le sang autrement ; soit qu'on craigne que le membre ne périsse par le manque de nourriture.

5°. Une carie dans les os, qu'on croit incurable.

6°. Enfin, si une partie quelconque se trouve attaquée d'un cancer ;

ou prête à l'être, on a coutume de l'emporter.

Je parlerai de ces différents accidents plus ou moins longuement, à proportion du nombre d'obſervations que j'ai ſur chacun, puiſque ce n'eſt qu'en démontrant une façon de traiter plus avantageuſe, qu'on peut en rejetter une autre, quoique douteuſe & effrayante. Ainſi cette Diſſertation n'eſt proprement que l'expoſition des traitemens que j'ai employés avec ſuccès, dans les hôpitaux militaires, pour la guériſon de ces maux, & le détail d'un petit nombre des obſervations, & d'un plus petit nombre encore des raiſonnemens, qui m'ont déterminé à condamner les amputations.

§. VII.

JE commencerai par le détail des ſecours internes & externes que j'emploie pour les membres gangrénés, & dont l'effet m'a prouvé que cette maladie n'exigeoit pas l'amputation; & je satisferai d'abord l'envie qu'ont, sans doute, tous mes lecteurs, de sçavoir ce que les fréquentes observations que je dois avoir eu occasion de faire, m'ont appris sur l'usage du kinkina.

Elles m'ont prouvé que cette admirable écorce a une vertu singuliere & spécifique dans cette maladie.

Je sçais que plusieurs Médecins & Chirurgiens ne le recommandent que dans les mortifications qui viennent de foiblesse. J'ai ouï dire à d'autres qu'il n'avoit pas été utile après la fameuse bataille de *Dettingen* (1); mais

(1) M. RANBI, qui étoit à l'Armée Angloise dans le temps de la bataille de *Dettingen*, fait cependant grand cas du kinkina; il est vrai que dans une de ses observations, l'ayant ordonné à un Officier septua-

peut-être les autres parties du traitement n'ont pas concouru à en soute-

---

génaire, auquel on avoit fait l'amputation de la jambe, *parcequ'il avoit eu la cheville du pied & les parties des environs extrêmement maltraitées par un boulet de canon*, il n'empêcha pas que les plaies ne changeâssent en mal, & que le malade ne mourut. Mais pour apprécier le mérite du kinkina, & tout d'un temps celui de l'amputation, il faut rapprocher cette observation d'une qui la précede ; cette comparaison me paroît utile. Je rapporterai les termes même de l'Auteur.

» Un Officier Autrichien, qui avoit reçu à la » main un coup de boulet de canon, fut, par mé» garde, abandonné sur le champ de bataille, & » privé de tout secours depuis le Jeudi jusqu'au Sa» medi qu'il fut apporté à Hanau. Le lendemain ma» tin on m'envoya chercher pour le voir & assister à » l'amputation de sa main. En l'examinant, je la » trouvai gangrénée, & la gangrene s'étendoit pres» que jusqu'au coude. Tout le bras étoit enflé & en» flammé jusqu'à l'épaule.

» Comme il n'étoit pas prudent de tenter l'amputa» tion dans ces circonstances, je proposai de faire » prendre le kinkina au malade, ce qui n'ayant été » contredit de personne, fut exécuté sur le champ. » Le lendemain le malade nous parut un peu mieux ; » mais le mieux fut plus sensible le troisieme jour.

nir le bon effet que j'ai constamment observé, quand il a été donné con-

---

» L'inflammation étoit moindre, l'enflure étoit di-» minuée, & les parties gangrénées commençoient à » se séparer des chairs qui étoient saines. Le bras fut » fomenté, & enveloppé d'un cataplasme de gruau » d'avoine, cuit dans la vieille biere avec de la thé-» riaque, au moyen de quoi les symptômes qui jus-» qu'alors avoient empêché de faire l'amputation au » malade, se trouverent si fort diminués, que le Chirur-» gien n'hésita pas de lui couper le bras; mais cette » opération n'eut pas tout le succès qu'on espéroit; » car trois ou quatre jours après il lui survint des con-» vulsions, & il mourut «. Je ferai ici cinq questions.

M. BILGUER auroit-il fait l'amputation dans ces deux cas?

Sa méthode n'auroit-elle pas sauvé les deux malades, sur-tout le dernier?

L'amputation ne paroît-elle pas avoir contribué à leur mort?

Ne paroît-il pas évidemment que dans le dernier cas l'amputation a détruit le bon effet du kinkina, qui paroissoit conduire le malade à une guérison prochaine, & que dans le premier cas le kinkina n'a pas pû réparer le mal occasionné par l'amputation?

Ne résulte-t-il pas de ces deux observations que, quelque salutaire que soit le kinkina, l'amputation encore plus nuisible?

venablement : & je ne doute point que tous ceux qui, en l'ordonnant contre la gangrene & le ſphacele, ſuivent la méthode de MM. PRINGLE, DICKINGS, WADE, CHÉSELDEN, DOUGLASS, RUSLHWORTH, AMYAND, SHIPTON & quelques autres ne le trouvent très-efficaces (1). Je ne veux cependant point qu'on le regarde comme le ſeul remede intérieur ; & je ſuis perſuadé qu'il y a d'autres remedes amers qu'il convient quelquefois d'employer. J'ajouterai que le kinkina me paroît avoir la qualité que CELSE (2) demande dans

(1) C'eſt M. RUSHWORTH, & non pas M. AMYAND qui a employé le premier le kinkina contre la gangrene en 1715. Il communiqua ſon obſervation à M. AMYAND, qui l'imita avec beaucoup de ſuccès. L'on peut voir la ſucceſſion & le détail de leurs obſervations dans un petit Ouvrage de M. RUSHWORTH, intitulé, *a propoſal for the improvement of Surgery*. Rem d. Tr.

(2) L. 5. C. 26. *Danda ſunt, quæ per cibum potionemque alvum, ideoque etiam corpus, adſtringant, ſed ea levia.*

les remedes, & la boiſſon qu'il conſeille pour la gangrene, *de reſſerrer légérement le ventre, & par-là même tout le corps* J'indiquerai, après avoir expoſé les ſecours externes, la façon dont j'ai employé le kinkina.

§. VIII.

Toutes les fois que la gangrene ou le ſphacele attaquent une partie du corps, ſoit que le vice ſoit l'effet d'une cauſe externe, ſoit qu'il dépende d'un principe intérieur, comme il arrive ſouvent aux perſonnes attaquées du ſcorbut; de l'anaſarque, d'une âcreté quelconque dans les humeurs, d'un panaris de la mauvaiſe eſpece, ou aux vieillards décrépits qui commencent, pour ainſi dire, à mourir par les extrémités; toutes les fois, dis-je, que la gangrene commence à ſe former, il faut ſur le champ y remédier. L'on commence par faire des incisions sur la partie affectée, afin de procurer l'évacuation des matieres corrompues, & de faciliter l'action des remedes.

Je fais les incisions longues, de façon qu'elles occupent non-seulement toute la partie gangrenée, mais encore les parties voisines qui le seroient bientôt; & j'en fais plusieurs, qui, autant que les gros troncs des vaisseaux sanguins & les gros rameaux des nerfs le permettent, ne sont pas à plus d'un pouce de distance les unes des autres. Il faut toujours couper jusqu'au sain ou au vif; & si l'os est altéré, l'on incise le périoste, & l'on met l'os à nud. Les incisions doivent suivre la direction du plus grand nombre des fibres des muscles incisés; mais quand les muscles gastrocnémiens, les fessiers ou le deltoïde ont été blessés par une balle, il faut couper ces muscles transversalement, sans quoi il survient souvent des spasmes, & sur-tout le spasme cynique.

Plusieurs aponevroses, sur-tout celle du biceps, doivent aussi être coupées transversalement : il est vrai que si les incisions longitudinales sont très-longues & très-nombreuses, elles relâchent ou débrident assez ces membranes, pour qu'on puisse se passer des transversales.

L'on ne doit pas non plus ménager les tendons, mais on doit hardiment les couper transversalement.

Si le voisinage des articulations a été blessé, ou se trouve attaqué de quelqu'autre maladie, je fais aussi hardiment de grandes incisions aux ligamens.

L'on comprend aisément que ces plaies doivent différer entr'elles en longueur & en profondeur; elles ſont plus longues dans l'endroit de la partie affectée où le mal eſt plus étendu, plus courtes ailleurs; les unes & les autres ſont plus ſuperficielles à leurs extrémités, plus profondes dans leur milieu, là où le mal a commencé, & où la corruption eſt la plus grande.

Le nombre des inciſions, & leur éloignement varie auſſi à proportion du beſoin qu'on croit avoir de ce remede, de façon qu'un Chirurgien prudent en fait trois, quatre, ſix, ou huit, ſuivant le cas.

L'on ſent bien que dans une opération de cette eſpece un Chirurgien ne doit pas opérer avec trop de précipitation; & quand il ne connoît pas la profondeur du mal, il n'en donne pas d'abord beaucoup à ſes inciſions; mais il l'augmente, s'il voit qu'il n'eſt pas parvenu juſqu'au vif.

§. IX.

APRÈS que ces incisions sont faites, il faut examiner soigneusement l'étendue des parties absolument gangrénées, & qu'il est impossible de rappeller à la vie : on les connoît par la puanteur qu'elles exhalent, le changement de leur couleur, & leur insensibilité ; l'on doit sur le champ séparer du vif toutes ces parties mortes, & les emporter en se servant pour cela d'un bistouri, comme on sépare les muscles les uns des autres dans une dissection anatomique ; & pour cela il faut nécessairement couper ces parties mortes transversalement, ce qui n'occasionne aucun sentiment douloureux chez le malade. Mais il faut avoir soin, dans cette opération, de ne point enlever les parties qui, quoique déjà atteintes par le mal, ne ſont cependant point encore tout-à-fait corrompues, puiſqu'il arrive ſouvent qu'après l'extirpation de ce qui eſt tout-à-fait mort, elles recouvrent, à l'aide des remedes, leur premier état.

L'on doit éviter ſoigneuſement, dans ces inciſions, comme je l'ai déja dit, de couper de gros vaiſſeaux ou des nerfs conſidérables; pour cela il faut enlever les parties gangrénées qui les entourent avec beaucoup d'attention; & il convient même de laiſſer un peu des chairs gangrénées qui leur ſont adhérentes, & d'en commettre le détachement au panſement qui ne tardera pas à l'opérer. La raiſon de cette regle, c'eſt que l'on voit ſouvent que les vaiſſeaux ſe conſervent encore aſſez ſains au milieu des parties très-corrompues. L'on trouve, par exemple, dans le bras, près de l'articulation du coude, prés du carpe, & même dans les extrémités inférieures, des vaiſſeaux conſervés, quoique la gangrene des parties qui les entourent, ſoit telle qu'on eſt obligé d'inciſer juſqu'à l'os; & ce ſont ces vaiſſeaux qui, après l'extirpation des parties mortes, rappelleront la vie dans les parties reſtantes : auſſi l'on doit conſerver le plus grand nombre poſſible, non-ſeulement des gros, mais même de ceux d'un ordre inférieur; & voilà pourquoi j'ai dit qu'il ne faut point faire les inciſions au hazard, mais avec beaucoup de ſoin par rapport à l'endroit où on les place, à leur direction & à leur éloignement. En opérant avec toutes ces attentions, on n'encourra point la cenſure de M. PLATNER, qui dit qu'*il ne convient pas de ſéparer le mort du vif violemment*, *parce*, dit il, *que des inci-*

ſions ſanglantes renouvellent ſouvent l'inflammation (1), puiſque dans ma méthode il n'y a ni violence, ni inciſions ſanglantes.

§. X.

QUAND on a fait les inciſions, ſi les parties voiſines paroiſſent un peu altérées, il faut, par de légeres compreſſions, exprimer l'humeur corrompue qui s'y trouve, & l'eſſuyer avec un linge très-doux. Enſuite, ſoit que l'on ait été obligé d'enlever ou avec les doigts, ou avec le ſcalpel, ou avec cet inſtrument qu'on appelle la *feuille de myrte*, des fragmens oſſeux trop détachés du corps de leur os, pour pouvoir eſpérer aucune réunion, ce qui exige ſouvent une aſſez grande dila-

(1) *Inſtitution. Chirurg.* §. 201. Il eſt bien étonnant que cet excellent ouvrage ne ſoit pas traduit en François. *Rem du Tr. — Cet Ouvrage, traduit & prêt à mettre ſous preſſe, ſera en vente à la fin de l'année, chez DIDOT le jeune.*

tation

ration des parties charnues voiſines, ſoit que quelques parties oſſeuſes paroiſſent cariées ou altérées d'une autre maniere, ſoit enfin qu'il ait fallu faire de profondes inciſions juſqu'aux os; dans tous ces cas, il faut employer d'abord des remedes extérieurs efficaces pour les os & pour les parties molles qui ont déja un principe de corruption, quoi qu'il en ait coulé aſſez de ſang pendant les opérations.

L'on panſe les os, ſoit que le périoſte ſoit conſervé, ſoit qu'il ſoit détruit avec le remede ſuivant : d'*encens*, de *maſtich*, de *ſarcocolle* & de *myrrhe* pilés très-fins, de *véritable baume du Pérou*, & de *véritable huile eſſentielle de giroſle*, parties égales; de *baume de* FIORAVENTI, ce qu'il en faut, pour, qu'en mêlant le tout ſur un feu très-doux, il s'en forme un liniment liquide qu'on fait chauffer; quand on veut s'en servir, & qu'on verse abondamment dans les plaies dont je parle actuellement, afin que les os en soient bien abreuvés. Ce même remede convient dans toutes les altérations des os. Quand l'os en est couvert, on applique dessus de la charpie seche, & l'on pourvoit au pansement des parties molles, en couvrant cette charpie avec une poudre composée d'*une once de myrrhe pilée très-fin, de demi-once de sel ammoniac, d'une dragme de camphre, & d'une dragme de nitre*. Après qu'on en a couvert la premiere charpie, on la recouvre avec de la nouvelle charpie sur laquelle on met une nouvelle couche de poudre, & l'on remplit ainsi la plaie jusqu'au dessus par des couches alternatives de charpie & de cette poudre vulnéraire.

§. XI.

Si l'os n'eſt point altéré, & ſi le périoſte n'a point été mis à nud, l'on n'emploie point le baume ou le liniment liquide. Mais l'on panſe ſeulement avec les couches alternatives de charpie & de poudre vulnéraire.

§. XII.

OUTRE le panſement que je viens d'indiquer (§. X & XI) pour ces eſpeces de plaies, il faut encore faire de légeres ſcarifications dans tout le voiſinage, les remplir de cette même poudre, enſuite arroſer toutes ces plaies ainſi garnies avec de l'huile de térébenthine, & embander lâchement le tout avec un linge ſimple qu'on couvre jour & nuit de fomentations chaudes.

§. XIII.

C'EST en employant cette méthode (§. X, XI, XII,) & non une autre que l'on trouvera utiles & efficaces ces fomentations ſi vantées par les anciens & par les modernes. M. HEISTER en a recueilli un nombre ſuffiſant, en traitant de la gangrene & du ſphacele, dans ſon excellente Chirurgie qui eſt entre les mains de tout le monde : il ſera aiſé à un Chirurgien qui connoît la nature du mal & les qualités des remedes de choiſir la plus convenable au cas qu'il traite. Ainſi, par exemple, la fomentation compoſée d'*une livre d'eau de chaux, de trois onces d'eſprit de vin camphré, & d'une once ou demi-once de ſel ammoniac*, eſt très-utile dans la gangrene & le ſphacele qui ſont une ſuite d'une forte inflammation, & elle guérit les parties enflammées qui entourent celle qui eſt déja gangrénée L'on obtient le même effet de la fomentation qu'on fait avec *le baume de vie externe, c'eſt-à dire, le ſavon, le ſel de tartre, & l'huile de térébenthine délayés & diſſous dans l'eau de chaux*, & du cataplaſme compoſé avec les herbes appellées *ſpecies pro cataplaſmate*, qu'on fait cuire dans l'eau, & auxquelles on mêle du ſavon de Veniſe, & du ſafran (1).

Si, ſans aucune forte inflammation précédente, l'on trouve des parties ſphacélées, gangrénées, ou dans un commencement de gangrene avec enflûre, ce qui arrive ſouvent chez les

(1) Ces deux derniers remedes ne ſont pas dans M. Heiſter : les *Species pro cataplaſmate* ſont la millefeuille, l'abſinthe, le ſcordium, l'aurone, les camomilles, la ſauge, l'hyſſope, la rue, le ſureau, le millepertuis & les roſes rouges.

Il eſt bien inutile de les employer toutes à la fois. *Rem. d. Tr.*

personnes anasarques, chez celles qui ont des tumeurs œdémateuses, chez les vieillards, & toutes les fois que le mal est la suite de la foiblesse des mouvements vitaux, plûtôt que de leur excès; les fomentations suivantes sont plus convenables. Premiere; prenez d'*herbe de scordium, d'absinthe, d'abrotanum (aurone mâle,) de rue, de chacune de deux poignées; de fleurs de camomilles, une poignée : faites cuire avec de l'eau jusqu'à avoir deux livres de colature à laquelle vous ajouterez quatre onces d'esprit thériacal, deux onces de savon de Venise, une demi-once, & même une once de sel gemme.*

Seconde. *D'herbe de scordium de rue, d'absinthe, de matricaire, de chacune deux poignées, de celles de menthe & d'aurone, de chacune une poignée; faites cuire avec de l'oxycrat pour avoir quatre livres de colature, à laquelle vous ajouterez une demi-once de ſel gemme, & depuis deux juſqu'à quatre onces d'eſprit thériacal.*

Troiſieme. *Deux onces de boule de mars* (1), *une once de ſel ammoniac ; faites diſſoudre dans huit ſeptiers d'eau pure, ajoutez deux ſeptiers d'eſprit de vin rectifié.*

---

(1) Comme la compoſition de la boule de mars pourroit n'être pas généralement connue, je la mettrai ici : *Limaille de fer, une partie ; tartre blanc, deux parties.*

On les pile exactement, on les met dans un matras, on verſe deſſus de l'eau-de-vie de France, de façon qu'il y en ait un doigt au-deſſus de la poudre ; on fait évaporer à la chaleur du ſoleil ou du bain-marie, juſques à ſiccité ; on remet de nouvelle eau de vie, on fait évaporer, & ainſi de ſuite, juſques à ce que ſa maſſe, après l'évaporation, paroiſſe comme réſineuſe, alors on en forme des boules à peu-près de la groſſeur d'un œuf.

(2) J'ignore qu'elle eſt préciſément la meſure que M. BILGUER indique par *sextarius* ; cette meſure chez les Anciens peſoit 24 onces, mais je crois qu'ici

Quatrieme. *D'alun crû, de vitriol blanc, de chacun deux onces & deux dragmes; de litharge d'argent, de myrrhe, de chacun une once; de galles orientales deux onces, de baies de genievre & de laurier, de chacune une once; de ſabine, de rue de chacune trois pincées; de feuilles de chêne, une poignée & demi; de verd de gris demi-once, de camphre deux dragmes, de pierre calaminaire ſix dragmes* (1). Après avoir mêlé & pulvériſé le tout, faites en bouillir deux onces avec quatre ſeptiers d'eau, ou deux ſeptiers d'eau & deux de vinaigre.

Les fomentations ſuivantes appliquées ſur les parties déja corrompues

---

elle eſt moins conſidérable. En ſuppoſant que c'eſt une chopine, le remede ſera très bon.

(1) C'eſt ce mélange qu'on appelle ordinairement, *Species pro decocto nigro*, eſpeces pour la décoction noire.

en arrêtent la corruption ; ſur les parties dont la corruption commençoit, elles les guériſſent, & elles aident la nature à ſéparer le mort du vif.

1°. *D'eſprit de vin trois onces, de myrrhe & d'aloës en poudre de chacun demi-once, d'onguent Egyptiac trois dragmes* (1).

2°. *De décoction vineuſe de ſcordium douze onces, de vinaigre de rue & de vinaigre roſat de chacun quatre onces, d'eſprit thériacal trois onces, de ſel ammoniac une once.*

3°. *D'eau de chaux quatre ſeptiers, d'eſprit thériacal ou d'eſprit matrical deux ſeptiers, de vinaigre de vin un ſeptier, d'élixir de propriété ſix onces, d'onguent Egyptiac deux onces.*

---

(1) En employant les remedes vulnéraires extérieurs, dans leſquels il entre de l'aloës, il faut toujours ſe ſouvenir de ce que M. BILGUER dira plus bas, c'eſt que quelquefois ils purgent.

4°. *De décoction de fleurs de sureau six onces, de vin huit onces, de vinaigre de muguet, d'esprit de vin camphré, d'esprit thériacal ou d'esprit matrical de chacun deux onces, d'esprit de sel deux dragmes.*

Enfin, l'on se sert pour amollir, détacher des croutes, aider la suppuration de la fomentation suivante; *d'herbe de scordium deux poignées, de celles de mauve & d'althæa de chacune une poignée, de farine de graine de lin trois onces, de savon de Venise & de sel ammoniac de chacun deux onces, d'huile de graine de lin une once. L'on fait cuire le tout avec de l'oxycrat jusqu'à consistence de cataplasme.*

L'on doit observer en général, sur ces fomentations, que celles qui sont émollientes conviennent, quand il y a des croutes dures & seches qui procurent des étranglements; celles où il y a beaucoup d'acide conviennent, quand la putréfaction est très-considérable; enfin, celles qui sont spiritueuses, salines ou fortifiantes conviennent, quand les tumeurs sont molles, & tout le corps rempli d'humeurs aqueuses.

§. XIV.

L'USAGE assidu de ces fomentations changera en bien, au bout de douze heures, l'état des plaies gangrénées; & quand ce temps est écoulé, on ôte la charpie & la poudre vulnéraire dont on avoit rempli la plaie, & en même temps l'on enlevera de la plaie toutes les parties mortes qui paroîtront détachées, ensuite on réitérera le même pansement, §. X, XI & XII, qu'on continuera à renouveller de douze en douze heures. Le troisieme ou le quatrieme panſement fourniſſent déja du pus d'un bon caractere, qui fait eſpérer la guériſon; alors il n'y a plus beſoin que du kinkina intérieurement & d'un panſement convenable dont je parlerai §. XVI.

§. X V.

L'on peut donner le kinkina en poudre ſeul, ou ſous la forme d'électuaire avec le rob de ſureau, ou les ſirops de coings, de cannelle, d'écorce d'oranges ou quelqu'autre ſirop cordial; s'il purge, pris en ſubſtance, il faut en donner l'extrait ou l'infuſion.

Si la fievre eſt forte, la chaleur conſidérable, le malade altéré, le kinkina eſt inutile (1); mais il faut employer

(1) M. BILGUER auroit pû dire nuiſible; les ſeuls vrais tempérants ſont quelques ſaignées & les acides qui ſont fort préférables au nitre, qui ne convient pas trop dès qu'il y a crainte de mortification. Les abſor-

les remedes qui peuvent abattre la fievre & rafraichir, tels que ſont ceux qu'on appelle ordinairement tempérants.

Si l'on juge le kinkina néceſſaire, il faut en donner une demi dragme ou deux ſcrupules par priſe, d'abord toutes les heures, enſuite de deux en deux heures, enfin toutes les trois ou quatre heures, & l'on peut joindre à toutes les priſes quelques gouttes d'eſprit de ſel, ou d'huile de vitriol glaciale, ou quelques grains d'alun ou de cæchou (1). Quand le malade eſt très-foible, on peut y joindre un petit coup de quelque vin acide, *tels que*

---

bants qui, dans quelques endroits du pays où M. BILGUER écrit, entrent encore dans la claſſe des tempérants, ſont très-nuiſibles ici, & ne rafraîchirent jamais aucun bleſſé.

(1) M. WALL approuve cette idée, Sammlungen verchiedener die Fieberrinde betreffender abbandlungen, &c. §. 104. u. folgg.

ceux du Rhin, *du Necker*, *de Moselle*; *&c.* Quand on veut augmenter la transpiration, on fait boire une infusion de camomilles, ce que M. PRINGLE approuve (1). L'on soutient les forces par le régime simple que M. PRINGLE conseille dans le même endroit, l'on fait boire de l'eau & du vinaigre, de légers bouillons de veau ou de poulet, des tisannes d'orge ou d'avoine, avec un peu de vinaigre ou du suc de citron, &c. mais je n'ai point le temps d'entrer actuellement dans de plus grands détails.

§. XVI.

JE reviens au traitement extérieur. Dès que le pansement décrit, §. X, XI, XII, a commencé à produire du pus, il faut quitter la poudre vulné-

(1) Voyez sa *Médecine des Armées*.

raire & l'huile de térébenthine; mais l'on continue à aider & à augmenter la ſuppuration pendant quelques jours, quelquefois même juſqu'au huitieme, en panſant avec le digeſtif dont je donnerai tout-à-l'heure la compoſition, en tenant toujours les parties couvertes avec des fomentations émollientes, & en évitant de trop déterger la plaie, ſoit en la comprimant trop, ou en l'eſſuyant trop exactement dans le temps du panſement: l'on doit être extrêmement réſervé ſur ces deux derniers articles juſqu'à ce que la ſuppuration ſoit ſuffiſante; alors on peut ſe permettre une compreſſion un peu plus forte & une déterſion plus exacte, mais toujours cependant avec beaucoup de modération; car la ſuppuration eſt l'ouvrage de la nature, l action des parties ſaines par laquelle elles ſe débarraſſent de toutes les parties corrompues qui les infectent; & le Chirurgien doit aider cette opération salutaire, en enlevant avec ses instruments les parties entiérement corrompues; mais que ce soit toujours, au moins autant qu'il est possible, sans répandre de sang (1). Il ne doit pas borner ses soins aux parties molles, mais les étendre jusqu'aux os; & après les avoir examiné attentivement, & fait même les dilatations nécessaires pour

(1) Ce précepte, dont le contraire n'est que trop usité, est un des plus importants; il est fondé sur ce que l'écoulement du sang prouve qu'on a coupé dans le vif, & toute incision dans le vif produisant une inflammation qui suspend la suppuration commencée, l'on trouble par-là cette opération de la nature qu'on se proposoit d'aider, & comme elle est le moyen qui prévient la gangréne, tout ce qui la retarde augmente cette maladie, ainsi l'on ne peut trop réitérer que généralement on ne doit plus faire d'incisions sanglantes, dès que la suppuration a commencé. *Rem. du Trad.*

cet examen, enlever à chaque pansement tout ce qui est carié, & toutes les esquilles qui cedent sans violence; ensuite il les couvre avec *le baume pour les os du* §. *X*, & panse les parties molles, suivant les indications, ou avec de la charpie seche, ou avec quelqu'onguent digestif, surtout celui que je décrirai bientôt, animé avec un peu d'essence de myrrhe.

Tous ces pansements doivent se faire le plus promptement possible, afin de ne pas laisser la plaie longtemps exposée à l'air, & sur-tout à l'air froid qu'on évite, en pansant dans une chambre tempérée, & en tenant un peu de braise allumée près de la partie qu'on panse.

Quand la suppuration est abondante, il faut faire le pansement deux fois par jour, & toujours, comme je l'ai déja dit, le commencer par un examen attentif de l'état des os, par enlever tous les fragments qui peuvent l'être, par ratiſſer & trépaner ce qui en a beſoin, ou commettre à la nature, aidée du baume, §. X, ce ſur-quoi les ſecours manuels paroiſſent n'avoir point de priſe.

L'onguent digeſtif pour les parties molles, que j'emploie ordinairement, & que j'ai loué plus haut, eſt le ſuivant; *une demi-livre d'huile d'olives, une once de bois de ſantal rouge qu'on fait cuire enſemble juſqu'à ce que l'huile ſoit bien teinte en rouge; on ajoute à la colature une livre de cire jaune & une livre & demie de térébenthine, après qu'on a liquifié & mêlé le tout ſur le feu, on y ajoute du baume du Pérou.* Ce remede convient ſur-tout dans les cas où, à cauſe du voiſinage des os, on ne veut pas avoir une ſuppuration trop abondante.

§. XVII.

C'EST apparemment par quelque remede ſemblable que S** G**** guérit un homme qui avoit le bras gangrené, & que les Médecins & Chirurgiens avoient abandonnés; cure qui me paroît moins merveilleuſe qu'on ne l'a dit. Les Médecins & les Chirurgiens déſeſpérerent & l'abandonnerent, parcequ'il ne voulut pas ſouffrir l'amputation, dans le moment, ſans doute, où la ſéparation du vif & du mort commençoit déja à ſe faire, ſoit par la force de la nature, ſoit par l'effet des remedes qu'ils avoient employés, & que la renaiſſance des chairs ſe préparoit. Il fut aiſé à S** G****, appellée dans ce moment, d'opérer la guériſon avec ſes poudres calmantes & ſon baume ſecret. Ce qu'il y a de plus étonnant dans cette hiſtoire, & ce qui, en même-temps excite l'indignation, c'eſt l'opiniâtreté & la cruauté des Médecins; mais ils en furent aſſez punis.

§. XVIII.

Ce n'eſt pas le ſeul exemple de malades auxquels des Médecins & des Chirurgiens aient annoncé l'amputation comme inévitable, & qui ayant refuſé de s'y ſoumettre, ont enſuite été guéris par des remedes très-aiſés (1). Ce qui doit nous apprendre à ne jamais précipiter cette opération.

Mais que faire, dira-t-on, quand tous les remedes ont échoué? Ne vau-

---

(1) Je n'ai preſque point connu d'anciens Officiers qui n'euſſent été témoins de quelques exemples ſemblables, & j'ai vu quelques perſonnes qui avoient été elles-mêmes dans le cas.

droit-il pas mieux au moins alors essayer un remede douteux pour parler avec CELSE, que de n'en point faire ?

Ce qu'on appelle un remede douteux, n'étant souvent point un remede, cette espece de sentence me paroît assez trompeuse ; & je développerai ce que je pense sur cet article. Toute gangrene est ou l'effet d'un vice intérieur, ou celui de quelque accident extérieur (1). Dans le premier cas l'amputation est inutile, tant que ce vice n'est pas détruit ; mais qui est-ce qui peut se flatter de détruire en si peu de temps une consomption, le scorbut, une dégénérascence sénile, une hydropisie, une cachexie ? Et si l'on ne peut pas le détruire avant

(1) CELSE l. 5 c. 25. croit que *la gangréne n'attaque que les corps dans lesquels il y a de la corruption.*

l'amputation, il ne convient pas de la faire dans le vif, puiſque ce ſeroit tuer le malade. Quel eſt en effet le le Médecin ou le Chirurgien qui ne crut pas tuer un hydropique, s'il coupoit ſa jambe gangrénée au-deſſus du genou? Et ce qui eſt vrai dans le cas d'hydropiſie, l'eſt dans les autres: amputer, c'eſt occaſionner des douleurs inutiles, & hâter la mort. L'on continuera à queſtionner, & l'on dira; faut-il donc abandonner ce malade? Non, mais l'on doit agir ſur le vice intérieur, & employer en même temps le panſement le plus efficace, en retranchant tout ce qui eſt abſolument mort, ſans couper dans le vif, de peur que les douleurs & les autres accidents, qui ſont la ſuite de ces inciſions, ne hâtent la mort. Enſuite, après ces retranchements, on commet l'ouvrage à la nature aidée des remedes internes & externes les plus efficaces ; & l'on a l'assurance que si le malade meurt, c'est parceque le mal étoit au-dessus des ressources de l'art.

§. XIX.

QUAND la gangrene & le sphacele sont, dans un corps sain, la suite d'un accident extérieur, la décision paroît plus compliquée ; j'oserai cependant la résoudre.

Il faut d'abord examiner si le commencement du traitement a été convenable, & si l'on a agi contre les causes du mal. S'il y a eu de la négligence à cet égard, il faudra premiérement chercher à la réparer avant que d'amputer. Si, au contraire, l'on a employé un traitemenr convenable, il faudra alors examiner si la gangrene continue encore à faire des progrès, ou s'ils ſont arrêtés, & ſes bornes marquées.

Si elle fait encore des progrès, il ne convient pas d'amputer par pluſieurs raiſons. Premiérement, parceque tout le corps eſt dans un très-mauvais état, il y a fievre & inflammation générale, & ces deux maladies ſeroient fort augmentées par une opération qui peut tuer l'homme le plus ſain. En ſecond lieu, l'amputation ne peut point ſe faire dans la partie ſaine, comme on le croit communément, puiſque ſouvent le mal eſt très étendu, comme on peut en juger, parcequ'on voit tous les jours dans les panaris de la mauvaiſe eſpece qui produiſent très promptement un engorgement, & même l'inflammation des glandes axillaires, tout comme l'inflammation des doigts des pieds occaſionne en peu de temps celui

celui des glandes inguinales : ainſi, le mal ayant déja jetté ſes racines dans l'endroit où l'on faiſoit l'amputation, on l'augmenteroit néceſſairement par les ligatures qui ſont indiſpenſables dans cette opération, à moins qu'on ne veuille s'expoſer à voir périr le malade par l'hémorrhagie. Dans ce cas donc l'amputation n'eſt pas un remede douteux, mais elle n'en eſt pas un (1) : & s'il arrive quelquefois que le malade échappe, il faut avouer que la nature a tout fait, qu'elle a combattu tout le mal & les mauvais

---

(1) M. SHARP, autant que je me le rappelle, eſt le premier qui ait prouvé ſolidement qu'il ne falloit pas amputer dans le vif tant que la gangréne fait des progrès. Cette excellente doctrine n'eſt pas encore aſſez généralement reçue, & il eſt fort à ſouhaiter que cette nouvelle autorité d'un homme auſſi éclairé que M. BILGUER contribue à l'accréditer & à la rendre générale. *Rem. du Trad.*

remedes, & qu'elle a vaincu ce double ennemi.

L'on voit par ce que je viens de dire, que tant que la gangrene étend ses progrès, l'on ne doit faire que ce que j'ai conseillé §. VII-XVI. Quand ils sont arrêtés, on peut juger si le membre peut être conservé, ou s'il périra. On doit espérer de le conserver, si tout ce qui est corrompu, se sépare; & si les parties saines, même les os commencent à reproduire de nouvelles chairs. Je ne puis pas me passer de remarquer ici que les nouvelles expériences de M. de HALLER, qui prouvent, au gré de plusieurs hommes célebres, l'insensibilité du périoste, rendent très-équivoque le signe de gangrene qu'on tiroit de cette insensibilité. Mes expériences sur cette matiere ne different des siennes qu'en ce que j'ai toujours trouvé le péricrâne très-sensible (1). Et quelle que soit la force de ces expériences, il en résulte toujours, qu'on ne doit pas conclurre sur le champ, que le périoste & l'os sont attaqués, parcequ'on pique, qu'on coupe & qu'on déchire le périoste sans douleur, & qu'on ne doit pas, par là même, sur ce symptôme, négliger les remedes indiqués, §. VII-XVI.

---

(1) Voyez sur cette dispute Mémoire sur les parties sensibles & irritables, &c. par M. de HALLER, t. 1 4. Item abhandlung des Herrn von Haller, von den reizbaren, &c. verdeulscht und gepruft von D. Carl, Christian CRAUSEN.

Je rapporterai les propres mots de M. BILGUER.

Quo quidem loco non possumus, quin observemus, signum illud corruptionis, quod a defectu sensûs desumi solet, perillustris Halleri experimentis, quodam modo incertum redditum esse, quibus quippe evictam periosteorum insensibilitatem esse multi clarique viri putant. Nostra de his rebus experimenta ferè cum Halleri doctrinâ congruunt, nisi quod pericranium numquam non quàm sensibilissimum deprehendimus.

Si la corruption manifeste de l'os prouve qu'on ne peut pas conserver le membre, ce qui arrive presque toujours, si le malade a été mal soigné, il faut amputer, si les forces du malade paroissent pouvoir soutenir ce terrible remede, & amputer dans le vif. Dans ce cas, l'amputation, il est vrai, est un remede douteux, mais c'est un remede, puisqu'il n'y en a point d'autres, & qu'il n'y a point de vice dans le malade qui empêche de l'employer. Si le malade est foible, la chose est désespérée, puisqu'il n'est pas en état de soutenir l'amputation dans le vif, & que la nature chez lui est hors d'état de séparer le mort du vif, si l'on fait l'amputation dans les parties mortes.

Dans un cas aussi douteux, le parti que je prendrois, seroit, après avoir pourvu à l'hémorrhagie des gros vaisſeaux par la ligature, d'amputer cette maſſe gangrenée inutile, non pas dans le vif même, mais très-près du vif; enſuite je combattrois les progrès de l'infection par les remedes intérieurs & le panſement. Je ſoutiendrois les forces par le régime; & ſi elles augmentoient, on ſeroit ſûr que la ſéparation des parties molles mortes ſe feroit naturellement, après quoi il ſeroit aiſé d'amputer ce petit tronçon d'os mort qu'on avoit laiſſé. Enſuite on conduiroit la plaie à cicatrice avec les remedes incarnatifs, & ceux qui conviennent aux os découverts, §. X.

Cette méthode eſt non-ſeulement conforme à la ſaine raiſon, mais de plus, elle eſt confirmée par beaucoup d'exemples; puiſqu'on voit très rarement chez les collecteurs d'obſervations, que l'amputation ait réuſſi, quand on l'a faite pendant que la gangrene faiſoit encore des progrès, & que le malade avoit encore beaucoup de fievre; & qu'on trouve un beaucoup plus grand nombre de cas heureux, quand l'amputation n'a été faite que tard, & quand la maladie s'étoit relâchée naturellement; l'on peut en voir des exemples dans l'Ouvrage de M. SCHAARTCHSMID que j'ai cité plus haut (1).

L'on m'objectera que je ſuis peu d'accord avec moi-même, puiſque j'ai propoſé tantôt un parti, pour en prendre un autre actuellement; mais l'objection tombera, ſi l'on fait attention premiérement, que ſi un homme qui a été ſoigné dès le commencement, ne guérit pas à l'aide de ce ſage panſement, il n'arrivera preſque jamais qu'il puiſſe guérir après un re-

(1) Sammlungen, &c. ouvrage que chacun devroit lire.

mede auſſi atroce que l'amputation. En ſecond lieu, que ceux qui ont beſoin de ce triſte ſecours, parcequ'ils ont été négligés ou mal panſés, ne doivent pas ſe plaindre de l'art & de ceux qui l'entendent, mais de leur propre négligence, ou de l'ignorance de ceux entre les mains deſquels ils ont eu le malheur de tomber : & troiſiémement, qu'en combattant l'amputation dans le vif, & en témoignant toute mon horreur pour les douleurs inutiles qu'elle entraîne, je ne condamne point l'amputation de ce qui eſt abſolument mort.

Mais je me ſuis aſſez étendu ſur cette matiere, qui devoit précéder les autres comme plus générale. Je paſſe aux traitements des autres accidents qui ont ſouvent déterminé les Chirurgiens à amputer, afin de prévenir la gangrene.

Il y en a même qui ont porté la précipitation à cet égard jusqu'à couper sur le champ les membres fortement contus, avant que d'essayer aucun autre secours ; cruauté que je ne puis, en aucune façon, approuver (1) !

§. XX.

Je parlerai actuellement des fortes contusions des membres, & sur-tout de celles dans lesquelles & les parties charnues & les os ont été extrêmement meurtris & brisés, comme il arrive ordinairement, quand la main, ou le pied, ou le coude, ou la jambe,

(1) Elle a aussi été improuvée par d'autres. Voyez Recueil des pieces qui ont concouru pour le prix de l'Académie Royale de Chirurgie, t. 3. p. 490. On y lit, *Toute amputation faite sur le champ est en général dangereuse par ses suites.* Je sçais qu'un soldat, à qui on coupa le bras sur le champ de bataille, après celle de Prague, périt le troisiéme ou le quatriéme jour de l'opération.

ou le bras, ou la cuisse ont été froissés par une grosse pierre, une poutre, une roue de charrette, une vis, un pressoir, &c. Dans ces cas, le malade guérira-t-il plus aisément, en n'amputant pas ce membre si fort maltraité, qu'en l'amputant ?

Je réponds, qu'en n'amputant pas, les plus grands accidents qu'on ait à craindre, sont la gangrene & l'hémorrhagie. Par rapport à la gangrene, à moins que tout ce que j'en ai dit jusqu'à présent, ne soit faux, on ne doit pas la craindre ; & il est bien plus aisé de la prévenir, que de la guérir. Par rapport à l'hémorrhagie, elle est sans doute à craindre ; mais cette crainte n'est pas une raison de couper sur le champ le membre : il n'y a, pour s'en convaincre, qu'à examiner ces blessés qui ont eu le coude ou la jambe emportés par un boulet, & le moignon ſi maltraité, que les os en ſont briſés en pluſieurs fragments, & les grands vaiſſeaux ſanguins miſérablement déchirés, qui ſe guériſſent néanmoins ſans amputation, & chez leſquels le ſang s'arrête ſouvent ſans le ſecours du Chirurgien. Cependant perſonne n'ignore que les contuſions de cette eſpece ont été juſqu'à préſent, pour la plupart des Chirurgiens, une raiſon d'amputation; & que quand la main ou le pied avoient été maltraités, ils portoient la cruauté juſqu'à couper, non-ſeulement la jambe ou l'avant-bras, mais même ſouvent la cuiſſe ou le bras.

Ceux, qui ſuivent cette méthode, amputent dès les premiers jours, pendant que le malade a encore des forces, & ſans eſſayer ce qu'on pourroit eſpérer des autres remedes, car ſi le malade eſt foible, vieux, ou très mal des ſuites même de la bleſſure, ils n'entreprennent point l'amputation.

Il me paroîtroit plus convenable, non-ſeulement de ne pas amputer un bras, une cuiſſe, une jambe qui ſont ſains, mais même de chercher à conſerver le pied ou la main fracaſſés, en prévenant, ſoit par un traitement général, ſoit par le panſement, les accidents qui peuvent ſurvenir, & d'épargner par-là à un homme déja cruellement bleſſé, une bleſſure plus cruelle encore.

La choſe, dira-t-on, eſt-elle poſſible? Les obſervations ſuivantes fourniront la réponſe : je les produis avec d'autant plus de confiance qu'elles ſont connues, non-ſeulement des bleſſés, mais d'un grand nombre de Médecins & de Chirurgiens d'armée : elles prouveront en faveur de la conſervation des membres contus & briſés, & combattront l'amputation.

§. XXI.

Dès qu'on apporte dans nos hôpitaux militaires un bleſſé à qui un boulet, ou quelqu'autre cauſe violente a détruit un pied, ou une jambe, ou la main, ou le bras, ſoit que ces parties ſoient entiérement emportées, ſoit qu'elles ſoient adhérentes par un peu de chair & de peau, mais de façon qu'il n'y ait aucune eſpérance de conſolidation; dans ce dernier cas on commence par couper ces foibles attaches qui retiennent encore cette partie pendante qu'on acheve par-là de ſéparer du corps. Dans l'un & l'autre cas, quand il y a des bouts d'os ſaillants, & qui peuvent nuire, on les coupe avec les ſcies les plus convenables, ſoit qu'ils ſoient ébranlés, ſoit qu'ils ſoient encore fortement adhérents au membre : quand ils ſont mobiles, on les fait aſſujettir par un aide ; & j'eſpere que perſonne ne verra rien dans ces procédés, qui reſſemble à l'amputation proprement dite que je condamne.

Après cette premiere opération, j'examine attentivement s'il y a encore de petites eſquilles, & ſoit qu'elles ne tiennent plus qu'aux chairs, ſoit qu'elles aient encore quelques adhérences à l'os, j'enleve avec les doigts ou les inſtruments toutes celles qui peuvent s'enlèver ſans violence, & ſans nouvelle effuſion de ſang.

Quand j'ai enlevé autant d'eſquilles que je l'ai pu, je comprime légérement le membre avec les mains, & en le frottant doucement dans ſa longueur de haut en bas, en tâchant en même temps de lui redonner, autant qu'il est possible, sa figure naturelle, je panse la plaie avec un digestif dans lequel je fais entrer l'essence de myrrhe ou le baume de mastic; je garnis bien toute la partie de charpie seche; j'emploie le même bandage qu'après l'amputation artificielle, & je le serre assez, sans cependant courir le risque d'occasionner de la douleur, ou d'augmenter l'inflammation; ensuite j'arrose tout l'appareil avec une assez grande quantité d'esprit de vin, pour qu'il parvienne jusqu'au mal; & j'ai soin de tenir la partie étendue en ligne droite & reposée mollement.

Les premiers jours, jusqu'à ce que la suppuration soit abondante, je ne panse qu'une fois par jour, quelquefois même plus rarement; mais quand la suppuration est formée, je leve l'appareil deux fois par jour ; & à chaque pansement je couvre tout ce qu'on peut toucher des os, & toutes les chairs de la plaie avec de la charpie trempée dans du baume de mastic, ou du baume de *Fioraventi*, ou quelqu'autre essence balsamique, afin de prévenir par là une suppuration trop abondante. J'enleve aussi, en pansant, tous les petits fragments d'os qui ne peuvent pas se ressouder, & qui, n'ayant pas pu être enlevés au premier pansement, peuvent l'être successivement dans quelqu'un des pansements suivants.

Par rapport aux fragments considérables, qui doivent former le tronçon de l'os, non-seulement j'ai grand soin qu'on ne les ébranle point ; mais de plus, comme je l'ai déja dit, je tâche d'en aider la consolidation par de légeres compressions manuelles,

& en ſerrant les bandages un peu plus que je ne ferois ſans cela. Si, au bout d'un mois, un fragment de cette eſpece n'eſt pas conſolidé, mais qu'au contraire il ſe ſoit détaché davantage, ſans cependant l'être tout-à-fait; alors, en l'ébranlant doucement, en le ſoulevant, ou en le tirant en bas, ou en décollant les chairs qui l'aſſujettiſſent, je tâche de l'en ſéparer: s'il y en a qui ſoient fêlés juſqu'à l'articulation, je ne m'en mets pas en peine, & je les abandonne à leur propre ſort (1). Mais pour les fragments

(1) Felix WURZ & GOUEY ont déja guéri, comme on peut le voir dans la Chirurgie de M. HEISTER, t. 1. p. 183. les longues fiſſures des os par un panſement convenable qui eſt indiqué dans le même endroit. S'il arrivoit, ce que je n'ai point encore vu, que l'os fut fendu dans toute ſa longueur juſques à l'articulation & qu'il parut impoſſible d'en procurer la réunion à l'aide du panſement, je ferois, avec la précaution d'éviter les vaiſſeaux, deux inciſions de*

petits, courts, aigus qui ne peuvent pas ſe conſolider avec l'os, j'ai ſoin, comme je l'ai déja dit, de les enlever le plûtôt poſſible, & ordinairement dans les ſept ou huit premiers panſeſements; & à chaque panſement je dirige doucement les chairs vers la partie inférieure; je les contiens par le dégré de ligature que je donne au

---

puis l'extrémité du moignon juſques à l'articulation, qui allaſſent juſques à l'os, & dont la diſtance feroit réglée par la largeur du fragment d'os qu'il faudroit enlever. Je ſéparerois de l'os les chairs compriſes entre ces deux inciſions, avec le ſcalpel ou la feuille de myrte, en ménageant les vaiſſeaux autant que je le pourrois faire; enſuite après avoir détaché ce fragment, à l'aide du ſcalpel, de ſes attaches avec les ligaments de l'article, je l'enleverois.

Si l'hémorrhagie paroiſſoit à craindre, avant que d'enlever l'os, je lierois les vaiſſeaux ſanguins de la partie charnue qui lui étoit adhérente, & après avoir enlevé l'os, je détruirois les ligatures, je remettrois les chairs à leur place, j'aurois ſoin des petites plaies faites par les aiguilles, & je panſerois toute la partie de la façon indiquée dans ce paragraphe.

bandage, & je l'arroſe juſqu'à la fin du panſement, deux ou trois fois par jour, avec de l'eſprit de vin. A l'aide de ces attentions, les bleſſés de cette eſpece ſe trouvent au bout de quatre ou cinq mois, auſſi complétement guéris qu'ils peuvent l'être.

§. XXII.

OUTRE tout ce que j'ai dit, je dois encore ajouter quelques autres obſervations néceſſaires.

Si le bleſſé, comme il arrive preſque toujours, eſt affoibli par l'hémorrhagie, il faut ſoutenir ſes forces par du bouillon de viande, dans lequel on ait fait cuire des herbes, & par un peu de vin trempé d'eau. De plus, je lui fais prendre, de quatre en quatre heures, une demi-dragme de kinkina, juſqu'à ce que le pouls ait repris aſſez de forces, & qu'on commence à avoir une ſuppuration d'un bon caractere ; alors on leur donne de la viande, des herbes & différentes eſpeces de farineux ; pour boiſſon, de l'eau acidulée avec du vinaigre ou de l'eſprit de vitriol.

Quand la ſuppuration eſt trop abondante, & quand la plaie paroît vouloir ſe cicatricer, je purge une ou deux fois avec un ſel amer, après avoir fait prendre auparavant pendant quelques jours quelques poudres abſorbantes. Pendant le jour je fais boire d'une légere tiſane de kinkina ; avant & après le repas je donne un élixir fortifiant acide ; & vers le ſoir un peu de kinkina mélé à un quart d'abſorbants (1). Voici la compoſition de

(1) J'ignore quel bien les abſorbants peuvent faire aux bleſſés ; mais il me paroît évident qu'ils doivent diminuer l'efficace des acides qui ſont ſi bien indiqués contre la fievre, l'inflammation & la gangréne ; le

l'élixir fortifiant ; *d'extrait d'abſinthe une demi-once, de celui de gentiane, de petite centaurée, d'oranges vertes, & de trefle de marais de chacun une dragme, d'eſprit de vin rectifié quatre onces, d'eau de menthe diſtillée au vin une once ; on fait diſſoudre les extraits dans les liquides ſur un feu doux ; & après avoir coulé, on ajoute à la colature une demi-once d'eſprit de nitre doux, & trente gouttes d'huile de vitriol.*

§. XXIII.

IL arrive quelquefois que ces mala-

ſeul cas dans lequel je les crois utiles, c'eſt ſi, après pluſieurs jours d'uſage des acides, l'eſtomach en étoit un peu incommodé, ce qui peut arriver quand le malade a été fort affoibli par l'hémorrhagie ; alors une ou deux priſes d'abſorbants diſſiperoient cet accident paſſager, & je ſuis même convaincu, par une multitude d'obſervations, qu'il n'a pas lieu, quand on joint l'uſage du kinkina à celui des acides, comme M. BILGUER le fait ſi ſagement. *Rem. du Trad.*

des, (§. XXII,) ſont attaqués par la fievre; elle commence par un grand froid, quelquefois même avec claquement de dents, qui dure une demi-heure, une heure, quelquefois même davantage, & qui eſt ſuivi par une chaleur douce, terminée au bout de trois ou quatre heures, par une ſueur médiocre. Le calme dure deux ou trois heures, au bout deſquelles l'accès recommence; quelquefois il y a en même temps diarrhée.

Les cauſes les plus ordinaires de ces fievres ſont ou 1°. de mauvaiſes digeſtions, quand on a pris trop d'aliments, ou des aliments gras, indigeſtes, ſuſceptibles de putréfaction; ou 2°. une réſorption du pus qui infecte & enflamme le ſang; ou 3°. un air impur tel qu'eſt ſouvent, malgré toutes les précautions qu'on prend, celui des hôpitaux.

Il eſt important d'arrêter d'abord cette fievre, de peur qu'elle ne diſſolve, & ne putréfie le ſang, & ne devienne fievre putride : ſi elle n'eſt point accompagnée de diarrhée, on fait vomir avec un peu d'ipécacuanha auquel on joint quelque grains de rhubarbe : s'il y a diarhée, on répete le même remede le lendemain matin, & quelquefois même le troiſieme jour. Pendant le jour on donne un peu d'élixir fortifiant décrit dans le §. précédent ; & on donne ſur le ſoir à ceux qui ont vomi le matin, une demi-dragme ou deux ſcrupules de la poudre anodyne ſuivante ; *de racine de ſerpentaire de Virginie, de zédoaire, d'éleoſaccharum à l'huile eſſentielle de fenouil de chacun deux ſcrupules, de corne de cerf brûlée ſeize grains, de pilules de cynogloſſe vingt-quatre grains ;* enſuite je donne tous les jours, de l'élixir fortifiant, une poudre de kinkina composée, & une décoction fortifiante. La poudre est composée de *deux dragmes de kinkina, d'une dragme de sel ammoniac, & d'une dragme d'élæosaccharum à l'huile de fenouil*. Les *species* pour la décoction fortifiante sont les suivantes; *d'herbes de véronique, de mélisse, de mille-feuille de chacune une demi-once; de celle de menthe deux dragmes, de fleurs de camomilles une once, de celles de pavot rouge une demi-once, d'écorce d'orange deux dragmes, de rapure de bois de sassafras, de cassia lignea, de graine de carvi, de chacun une dragme, de kinkina quatre onces, de racine de serpentaire de Virginie une once*. L'on hache, l'on concasse, & l'on mêle le tout: la fievre est ordinairement dissipée par ces remedes (1).

(1) M. BILGUER ayant vu de bons effets de cette

§. XXIV.

J'AI parlé jusqu'à présent des membres tronqués, & je dois actuellement examiner ce qu'il faut faire, quand une balle, ou quelque fragment de fer ou de plomb, a si fort endommagé les os de la main, du bras, du pied, de la jambe, que, quoiqu'ils ne soient pas entiérement facturés, & la partie pendante à un peu de chair & de peau, comme dans le cas du §. XXI. cependant ils sont si fort brisés, que la partie est très-chancelante & un peu pendante. Dans ce cas, il faut dilater l'ouverture faite par la balle, ou par le corps quelconque qui a fait la blessure,

composition, l'indique telle qu'il l'a employée, & c'est sans doute un remede très-efficace; mais l'on pourroit le simplifier sans lui rien ôter de sa bonté, & les remedes simplifiés me paroissent à préférer dans tous les cas, & sur-tout quand il s'agit des hôpitaux. *R. du T.*

ſure, ſéparer la chair des os, en un mot, aggrandir aſſez la plaie pour mettre à nud les os briſés, ſur-tout dans l'endroit où ils ſont fracturés tranſverſalement, afin que les doigts puiſſent les manier aiſément : alors on enleve autant d'eſquilles qu'on peut, auſſi bien que la balle & les autres corps étrangers. Si les balles ont fait deux trous, il faut les traiter de la même façon l'un & l'autre ; & quand il convient de faire des contr'ouvertures, on les fait également, ſoit qu'il n'y ait qu'un trou, ſoit qu'il y en ait deux, & l'on fait ces nouvelles plaies aſſez grandes pour pouvoir tirer les eſquilles & les corps étrangers. Du reſte, on fait le panſement comme dans le §. XXI. Dans les ſuivants on enleve les eſquilles, à meſure qu'elles ſe ſéparent, ou qu'elles peuvent être aiſément ſéparées ;

& s'il y a de très-gros fragments à enlever, on commence par les séparer des parties charnues; ensuite on les coupe avec une scie très-petite, dont la lame est extrêmement mince & étroite, quelquefois courbe, d'autrefois droite, suivant le besoin, qu'on fait mouvoir comme l'on peut, ou de haut en bas, ou de bas en haut, ou latéralement. Cette méthode m'a si bien réussi pour les os de la jambe & du bras, que j'ai souvent enlevé par ce moyen des morceaux de trois ou quatre pouces de longueur, & même plus longs. Pour les plus petits os, tels que ceux des mains & des pieds, je les ai séparés & enlevés tout entiers, soit qu'ils fussent rompus & brisés, soit qu'ils ne le fussent pas.

Si la balle a pénétré dans la cavité d'un os, on met l'os à nud, ou du côté par lequel la balle a pénétré, ou du côté opposé; ensuite on le perce de deux ou trois trépans, & l'on enleve le corps étranger & toutes les brisures d'os.

Si la balle a percé dans un des côtés de l'articulation du coude ou du genou, & a par-là même brisé plusieurs os d'un seul coup, je ne fais point un pansement différent, mais je dilate la plaie, & j'enleve les esquilles comme dans les autres cas, & ces plaies guérissent comme les autres. J'ai guéri un malade qui avoit été blessé par une balle qui étoit entrée dans la cavité de l'os de l'épaule; il ne voulut pas souffrir qu'on l'ôtat, ce qui ne l'empêcha pas de guérir, & il n'en a résulté d'autre inconvénient qu'une petite grosseur sur l'endroit de l'os où la balle est encore actuellement (1).

(1) C'étoit un soldat aux gardes qui fait la campagne dans le moment où j'écris ceci.

L'on demandera peut-être, s'il eſt poſſible qu'une balle pénétre dans la cavité d'un os, ſans le fendre ou le briſer, comme il paroît qu'il eſt arrivé dans le cas que je viens de citer, & où cela paroîtra d'autant moins vraiſemblable, que je puis aſſurer que les os de cet homme étoient fermes, durs, point ſpongieux, & que d'ailleurs les fiſſures & les autres accidents des os dont j'ai parlé, ſont auſſi ſouvent la ſuite des plaies médiocres que des conſidérables? Mais, quoi qu'il en ſoit, voici comment je traite ces ſortes de plaies : je panſe les os en partie avec de la charpie ſeche, en partie avec des eſſences balſamiques, & quelquefois même je fais des injections : je panſe les parties charnues avec un digeſtif, & j'arroſe tout le panſement avec l'eſprit de vin, comme §. XXI. Je modere la ſuppuration, je préſerve, autant qu'il eſt poſſible, les fragments qui ſont aſſez adhérents pour qu'on puiſſe eſpérer qu'ils ſe reſſouderont, en les affermiſſant dans leur ſituation naturelle, en les recouvrant avec les chairs & les peaux, autant qu'il eſt poſſible ; & s'ils ont quelques petites eſquilles pointues, je tâche d'en procurer la ſéparation à l'aide des remedes convenables, tels que les eſſences balſamiques, différentes poudres, & ſur-tout celle que j'ai indiquée §. X.

Je fixe le membre dans ſa ſituation naturelle, en ſuſpendant le bras dans une écharpe ou dans un demi-tuyau adapté à cet uſage : je me ſers pour la jambe de la machine de M. PETIT, ou de fanons, qui ſont des baguettes de bois, garnies de paille, & enveloppées de linge ; & dans les panſements, ma principale attention eſt de ſerrer assez en dessus & en dessous de la plaie, pour faciliter la consolidation des grandes pieces d'os, en les contenant dans leur situation, & prévenir la résorption du pus. La diete & les remedes sont les mêmes que dans le §. XXII ; & par cette méthode, un très-grand nombre de ces blessés ont recouvré leur santé au bout de deux, trois, quatre mois, quelques-uns seulement le huitieme ; & mes propres observations confirment celles d'HORSTIUS, qui assure qu'un homme, à qui on a enlevé de grandes portions du tibia & du peroné, peut marcher commodément après sa guérison, & ne boiter que très-peu (1).

(1) HORSTII *Observationes Medicæ*, part. 2. l. 4. obs. 10. M. de FENGLER Capitaine Lieutenant dans le Régiment d'ANHALT-BERNBOURG est un exemple de la plus heureuse guérison d'une blessure à la jambe de cette espece.

§. XXV.

Mais des plaies aussi fâcheuses ne sont point sans danger ; le blessé est non-seulement aisément attaqué par la fievre dont j'ai parlé §. XXIII ; mais il est en danger par la blessure même. Il est vrai que ces deux dangers, celui de la fievre, & celui de la blessure même dont je parlerai tout à l'heure, sont liés l'un à l'autre, & marchent presque toujours d'un pas égal. Car il arrive tout-à-coup, & sans que le blessé, les Médecins ou les Chirurgiens l'aient soupçonné, que les plaies se sechent, deviennent putrides, & exhalent une odeur infecte ; les parties voisines sont en même temps extrêmement enflammées pendant quelques jours, après lesquels cette in-

L'on trouvera dans la suite de cet ouvrage de belles observations sur cette prodigieuse réparation des os.

flammation ſe change en tumeur œdémateuſe qui dégénere en abcès d'un bon pus, ou en une corruption pernicieuſe ſans abcès. Quelquefois ces plaies ſont aſſiégées par des armées de vers.

Le traitement de la fievre eſt le même que j'ai décrit §. XXIII ; celui de la plaie, dans ce cas fâcheux, doit tendre entiérement à détruire l'inflammation qui ſe termine volontiers par la ſuppuration, & forme de grands ſacs pleins de pus qu'il faut ouvrir.

Une compreſſion modérée des parties voiſines, dans ce cas, comme dans ceux dont j'ai déja parlé, contribue à prévenir la réſorption du pus. Si l'inflammation eſt forte, & le malade jeune, on la modere par la ſaignée & par les autres remedes capables de la vaincre & de réſoudre l'épaississement phlogistique du sang (1).

S'il y a des causes évidentes de l'inflammation, il faut les enlever; ainsi l'on doit emporter avec un bistouri, ou avec une scie les pointes des fragments osseux; on enleve tout ce qui peut comprimer, & s'il y a quelques brides qui fassent une trop forte constriction, on les détruit, en dilatant la plaie par des incisions plus ou moins profondes.

L'on remédie au desséchement & à

(1) Aujourd'hui que l'on sçait que le pus n'est qu'une dégénération d'une des parties du sang, il est plus aisé, peut-être, qu'autrefois d'expliquer pourquoi l'épaississement phlogistique du sang se termine quelquefois par la suppuration, d'autrefois par un retour presque complet à l'état de santé. M. PRINGLE, à qui nous devons tant de découvertes utiles, qui ont répandu de nouvelles lumieres sur la théorie & la pratique de la Médecine, est le premier qui ait découvert cette véritable formation du pus sur laquelle on avoit fait tant de conjectures, & M. GABER l'a démontrée fort en détail par une suite d'observations très intéressantes. *Rem. du Trad.*

la putridité de la plaie, en la garnissant de la poudre composée de sel ammoniac, de camphre dont j'ai parlé §. X, & en l'arrosant ensuite d'huile de térébenthine; ou bien je les fais panser, soit les plaies premieres, soit celles que le Chirurgien a faites, avec un baume composé de quatre onces d'esprit de vin, d'une demi-once d'esprit de térébenthine & de trois dragmes d'esprit de sel ammoniac; ensuite, après avoir beaucoup diminué l'épaisseur de l'appareil, on fait, jour & nuit, des fomentations avec quelqu'une des compositions indiquées §. X & XI.

On dissipe les vers, en changeant souvent de bandes, de linges, d'habits, de couvertures, en se servant des baumes dont j'ai parlé plus haut, qui tuent les vers, & préviennent la pourriture, en tenant sur les couvertures un linge trempé dans une teinture d'aloës ou de vitriol. Mais il faut avoir ſoin que la teinture d'aloës ne touche pas le membre malade, & beaucoup moins encore les plaies mêmes, de peur qu'il ne s'en réſorbe une partie qui pourroit occaſionner une diarrhée ; quoique d'ailleurs l'aloës réſiſte puiſſamment à la pourriture, & ſoit quelquefois un vulnéraire utile (1).

§. XXVI.

J'AI eu à ſoigner pendant tout le

(1) Beaucoup de Chirurgiens prodiguent la teinture d'aloës dans le traitement de toutes les plaies, & beaucoup de Chirurgiens ſe plaignent que leurs bleſſés meurent de la diarrhée ; ne ſeroit-elle point ſouvent en partie la ſuite du panſement ? M. BILGUER le croit, & je me ſouviens de trois bleſſés auprès de qui je fus appellé pour remédier à une diarrhée trop forte, & que je guéris par quelques ſecours, dont l'un des premiers fut la ceſſation de l'uſage de l'aloës qu'on prodiguoit dans le panſement. *Rem. du Tr.*

cours de cette cruelle guerre un grand nombre de membres bleſſés, déchirés, briſés par des balles, des boulets, des éclats de bombes ou de grenades, de la mitraille, &c. Je les ai guéris, ſans faire aucune amputation, par la méthode décrite dans les deux paragraphes précédents, quoiqu'il y eût des os fracaſſés & briſés, de grands vaiſſeaux rompus, des chairs miſérablement déchirées, des membres emportés, tels que je les ai décrits, §. XXI : d'autres, tels que ceux que j'ai décrits, §. XXIV, dans leſquels les os étoient fendus juſqu'à l'articulation ; circonſtances qui toutes faiſoient craindre avec raiſon une guériſon difficile & lente, une ſuppuration trop abondante, des hémorrhagies, des inflammations fortes, beaucoup de corruption, la gangrène, le ſphacele & la mort.

Mais, me dira-t-on, de ces gens ſi gravement bleſſés que vous avez traités ſans amputation, n'en eſt-il mort aucun ?

Je répondrai dans un moment.

L'on m'objectera encore que je n'ai point parlé de la briſure de l'os du bras ou de celui de la cuiſſe, & l'on me demandera ce qu'il faut faire, ſi l'un ou l'autre de ces os ſont fendus juſqu'à leur tête, de façon à ne pouvoir pas eſpérer que le bandage puiſſe en procurer la conſolidation. L'on dira enfin que je n'ai point parlé de la léſion de l'artere brachiale & crurale & du rameau conſidérable de l'une & de l'autre qui, paſſant entre l'os du coude & le rayon, ou entre le tibia & le péroné, s'appelle dans l'une & l'autre partie l'artere interoſſeuſe, ſoit que leurs bleſſures ſoient accompagnées de la briſure des os, ſoit que les os ſoient entiers. Je ſatisferai à ces deux dernieres queſtions, après avoir répondu à la premiere dans le paragraphe ſuivant.

§. XXVII.

AYANT eu une fois, pendant cette guerre, dans un hôpital militaire, ſix mille ſix cents dix-huit bleſſés qui, tous furent traités ſous ma direction, & dont je panſai une partie moi-même, cinq mille cinq cents cinquante-ſept furent parfaitement guéris, & en état de ſoutenir tous les travaux de la guerre; cent quatre vingt-quinze furent en état de faire le ſervice des garniſons, ce qu'on appelle *demi-invalides* (1), ou de vaquer à quelques profeſſions civiles; deux cents treize reſterent incapables de tous travaux militaires ou civils, ce qu'on appelle

(1) *Halbe Invaliden.*

grands invalides (1). Il en mourut six cents cinquante-trois.

Ces cent quatre-vingt-quinze demi-invalides, & ces deux cents treize grands invalides, en tout quatre cents huit étoient du nombre de ceux qui avoient eu les os meurtris, rompus, brisés; de ceux, en un mot, dont les Chirurgiens d'armées appellent les blessures compliquées & dangereuses (1); car chacun sçait parmi nous qu'on ne donne point les invalides pour des plaies de la tête ou des parties charnues; mais que si après que les plaies de cette espece sont cicatrisées, il reste dans la partie ou de la foiblesse, ou de la tension, ou de la roideur, l'on emploie différents remedes, soit intérieurs, soit exté-

(1) *Ganze Invaliden.*

(2) *Schwerfracturirte.*

rieurs, onguents, liniments, fomentations, eaux thermales, à l'aide desquels on les rétablit ordinairement tout-à-fait.

Supposons actuellement que des six cents cinquante-trois qui ont péri, il n'y en a pas eu plus de deux cents quarante cinq qui aient péri par les suites ou d'une forte commotion, ou des plaies de la tête, de la poitrine, du bas-ventre, de l'épine du dos, ou du fracas de l'os de la cuisse, ou des fievres putrides, des diarrhées & des autres maladies internes qui surviennent souvent dans les hôpitaux militaires, aux plaies mêmes les plus légeres, à cause du mauvais air qu'on y respire; il en restera quatre cents huit qui seront morts des suites du fracas des os; & ce nombre est égal à celui de ceux qui ont guéri sans amputation, quoiqu'ils eussent des blesſures ſemblables (1). Si, après ces calculs, on obſerve que ſur le nombre prodigieux de bleſſés à qui, dans le commencement de la guerre, on avoit fait des amputations après des bleſſures graves, il en eſt à peine réchappé un ou deux; on pourra conjecturer, ſans crainte de ſe tromper, qu'une très-grande partie des quatre cents huit qui ont été guéris & mis aux invalides, auroit péri, ſi on leur avoit fait l'amputation, & ajouté à leurs bleſſures cette horrible bleſſure artificielle; & ce ne feroit rien objecter par-là même, que d'objecter que l'amputa-

(1) L'on comprend aiſément que M. BILGUER n'a pas établi ſon calcul d'une façon auſſi avantageuſe qu'il l'auroit pu faire, & je ſuis perſuadé, que ſur 6618 bleſſés, il y en a plus de 245 qui ont péri des ſuites de la commotion, des plaies des capacités, de la fievre, de la diarrhée, ou des autres maladies produites par leur mauvaiſe conſtitution, le mauvais air, l'épidémie, &c. *R. du Tr.*

tion auroit guéri un grand nombre de ceux qui ont péri, si on l'avoit faite à temps, & comme il faut (1).

Si, de plus l'on veut bien faire attention que plusieurs de ceux qui ont péri des suites de plaies compliquées avec fracas d'os, auroient pu guérir, s'ils avoient été soignés ailleurs que dans des hôpitaux où l'air est très-mauvais, & se rappeller en même temps ce que d'habiles Chirurgiens ont dit, qu'il périt les deux tiers de ceux à qui l'on fait l'amputation d'un membre (2); l'on avouera, sans pei-

(1) Il y auroit effectivement de l'absurdité dans cette objection; elle reviendroit à cet argument, il est démontré que le danger de l'amputation, ajouté au danger des blessures naturelles de ceux qui ont pû guérir, en auroit tué un grand nombre, donc le danger de cette opération, ajouté au danger des plaies de ceux qui n'ont pas pû guérir, les auroit sauvé; il n'y a qu'une obstination aveugle qui puisse faire ce raisonnement. *R. du T.*

(1) Voyez les Mémoires de l'Académie de Chirur-

ne, j'eſpere, que la méthode que j'emploie pour guérir les membres bleſſés, en les conſervant, eſt fort à préférer à celle qui les ampute.

§. XXVIII.

ENFIN, je dois ajouter que le plus grand nombre de ceux qui ont péri dans nos hôpitaux par des ſuites de plaies des membres, eſt de ceux qui avoient l'os de la cuiſſe briſé dans le voiſinage de ſon articulation ſupérieure; & comme juſqu'à préſent l'on

gie, t. 2. p. 256, où M. BOUCHER, en parlant des bleſſures d'armes à feu, avec fracas d'os dans le voiſinage des articulations, prouve que l'amputation eſt ordinairement nuiſible, & que de trois malades à qui on l'a faite, il en périt ordinairement deux, au lieu que de cent ſoixante-cinq qui avoient eu les os briſés & auxquels on ne fit point d'amputation, il n'en périt pas un. Succès qu'il attribue, à la vérité, à la prudence du Chirurgien, qui n'employa point les fomentations ſpiritueuſes, mais ſe ſervit d'émollients, de légers réſolutifs & de calmants.

ne connoît point de moyen de les guérir, & qu'on n'a point essayé de leur faire l'amputation, si on les soustrait du nombre des morts du paragraphe précédent, l'on verra que le nombre de ceux à qui l'on a sauvé la vie sans amputation, est beaucoup plus grand que celui de ceux qui sont morts. Puisque les blessures avec fracas de l'os de la cuisse ou du bras dans leurs parties supérieures, doivent toujours être regardées comme désespérées.

§. XXIX.

D'ABORD, par rapport à la cuisse, je ne sçais pas que personne l'ait amputée jusqu'à présent avec succès dans sa partie supérieure : on l'a fait heureusement pour le bras, mais très-rarement (1). Chacun sçait que les

(1) M. MORAND, le pere, est le premier qui ait

plus habiles Chirurgiens ne permettent l'amputation de la cuisse que

---

fait l'amputation dans l'articulation de l'épaule. M. LE DRAN la fit bientôt après en présence des meilleurs Chirurgiens de Paris, MM. PETIT, MARECHAL, LA PEYRONIE, ARNAUD, &c. & ce nombre de témoins ayant acquis plus de célébrité à son opération, celle de M. MORAND a souvent été oubliée, & M. LE DRAN a passé pour en être l'inventeur. M. BROMFIELD l'a faite il n'y a pas long-temps à Londres avec beaucoup de succès; mais un petit nombre de succès heureux n'empêche pas que l'opération ne soit très-douteuse & n'ait eu ses revers. M. HOME, célebre Médecin d'Edimbourg, également cher à l'Agriculture, à la Médecine & aux Arts, rapporte qu'il vit faire cette opération par M. MITCHEL dans la précédente guerre à deux soldats dont l'*humerus* étoit fracturé jusques à l'articulation, & qui périrent tous deux peu de jours après; il dit, il est vrai qu'ils étoient dans un état de dépérissement quand on fit l'amputation, mais il ajoute que cette opération paroît dangereuse, lors même qu'on la fait dans les circonstances les plus favorables. *Medical fact. and experiments. p.* 114. Par rapport à celle de la cuisse l'on doit peu espérer que les efforts qu'on fait pour déterminer si, quand, & comment on doit amputer dans l'articulation de la cuisse, aient jamais le succès qu'on paroît en attendre. Si cette opération s'établit, l'on ne tardera peut-être pas à demander doit-on la proscrire? *R. du T.*

dans ſa partie inférieure, un peu au-deſſus du genou; mais, en ſuppoſant même qu'on peut l'amputer avec ſuccès dans ſon milieu, quand l'os n'eſt ni briſé, ni fendu plus haut, cette amputation deviendra inutile, lorſqu'il le ſera, ce qui a été très-fréquent parmi nos bleſſés.

Cette difficulté de l'amputation dans les parties ſupérieures de la cuiſſe fait que les Chirurgiens aiment mieux abandonner à leur ſort les bleſſés auxquels ils la croient néceſſaire, que de l'entreprendre; & j'avoue que je penſe comme eux. Si cependant il ſe préſentoit un cas dans lequel la mort du malade fut certaine, ſi l'on n'amputoit pas, & que l'amputation pût donner quelque eſpérance, je préférerois de faire l'amputation dans l'articulation, même plûtôt qu'ailleurs, parceque quoiqu'elle ſoit extrêmement difficile, elle prévient au moins les incommodités & les accidents qui feroient une fuite du moignon (1).

Mais la néceffité de cette opération ne pouvant prefque exifter qu'en conféquence de la bleffure des gros vaiffeaux artériels, en fuivant la méthode que j'indiquerai pour y remédier

(1) Il me paroît que fi l'on avoit le malheur d'être réduit à opter entre l'amputation dans la partie fupérieure de la cuiffe, ou dans l'articulation même, une des raifons de préférer cette derniere, ce feroit un peu plus de facilité à arrêter le fang de l'artere crurale.

Un Anatomifte Chirurgien, qui a eu de la réputation, établit que *l'artere obturatrice eft celle dont on doit craindre le plus l'hémorrhagie, mais que l'opération ne dure pas affez long-temps pour que cette hémorrhagie foit mortelle.* L'on eft furpris de le voir parler de cette opération comme d'une opération qui feroit familiere, & je fais cette obfervation parcequ'il n'eft pas le feul qui put y donner lieu, & parce qu'un hardi ignorant qui liroit cet endroit pourroit entreprendre comme aifée & commune une opération qui ne s'eft jamais faite. *Rem. du Trad.*

dans le §. XXXV, elle deviendra inutile; & l'on pourra ceſſer d'en diſputer : car il n'eſt pas douteux qu'on peut remédier aux accidents les plus graves dans cette partie, comme dans les autres, en joignant aux moyens que j'ai déja indiqués, l'opération dont je parlerai dans le §. XXXV, pourvu qu'on l'emploie à temps, avant que le malade ſoit épuiſé, & preſque mourant par la ſuite des accidents qu'on a laiſſé ſe développer. Mais la crainte, qu'ont les malades de la douleur que produiroient les plaies profondes qu'il faut faire dans des parties charnues, empêche d'aller enlever les fragments oſſeux qui compriment, ou irritent les parties voiſines, de débrider les membranes trop tendues, & qui font une conſtriction, de donner iſſue au pus, & de porter les remedes dans les endroits où ils doivent

doivent être appliqués. Il résulte delà que l'on emploie les vrais remedes trop tard, & que le malade succombe.

Quand la nature pourroit surmonter tous ces obstacles, il s'en présente de particuliers à nos blessés (1), qui sont réunis en très-grand nombre dans les hôpitaux militaires où plusieurs causes empirent l'état des plaies, & retardent la guérison des plus simples. Les principales de ces causes, sont la malpropreté, le manque d'un régime convenable, des lits incommodes, un bruit continuel qui empêche de dormir, le mauvais air, des transports fréquents d'un lieu à un autre, & faits d'une maniere incommode; ce qui contribue beaucoup à rendre si rares les exemples des gens

(1) Ce que M. BILGUER dit des blessés Prussiens ne leur est que trop commun avec ceux de toutes les armées.

gravement bleſſés dans le haut de la cuiſſe, avec fracas d'os, qui guériſſent : mais ſi quelqu'un diſoit qu'il n'en guérit point du tout par la méthode décrite §. XXXV, je ne lui répondrois qu'en lui produiſant les ſoldats invalides même, & qui ſont actuellement, les uns dans les provinces, les autres dans les hôpitaux, & dont la guériſon prouve le contraire. Je ſçais que cette méthode eſt difficile, tædieuſe; qu'il périt plus de ces bleſſés qu'il n'en guérit; mais ce ne ſont point là des raiſons de la diffamer & de la proſcrire, puiſqu'elle eſt la ſeule, & que l'amputation du bras ou de la cuiſſe eſt une opération non-ſeulement difficile, mais peu sûre.

§. XXX.

Je dois dire quelque choſe de la contuſion ou de l'échymoſe, & je parlerai ſur-tout de celle dans laquelle il y a une grande quantité d'humeur épanchée ſous la peau, telle qu'on l'obſerve ſouvent, quand un boulet, ſans percer la peau, l'a endommagée au point qu'elle reſſemble à une croute gangréneuſe, & a en même temps diſloqué, caſſé ou briſé les os dans le même endroit. Quand un Chirurgien trouve une contuſion de cette eſpece, le traitement, qu'il doit employer, n'eſt pas fort différent de celui que j'ai indiqué pour la gangréne; car il faut traiter cette peau tout comme une croute gangréneuſe, l'ouvrir par pluſieurs inciſions profondes, les garnir de la poudre que j'ai indiquée §. X, & mettre par-deſſus l'onguent digeſtif, mêlé à l'eſſence de myrrhe, & couvrir, continuellement, l'endroit même bleſſé & toutes les parties voiſines, avec des fomentations émollientes, dans lesquelles il n'entre rien de stimulant ni de fortifiant. L'on emploie, pour les os cassés, la méthode que j'ai indiquée §. XX, & s'il y en a qui soient luxés, on les remet à leur place, mais sans les assujettir par les bandages qu'on emploie pour les luxations ordinaires, & qui, dans ce cas, gêneroient les incisions nécessaires, & empêcheroient la chûte des eschares gangréneuses & la formation du pus; ainsi, aprés avoir remis l'os, on se contente de le laisser dans un grand repos, & quand la croute gangréneuse s'est séparée, on traite l'ulcere comme les plaies des parties charnues.

§. XXXI.

Quelques personnes pensent que ces grandes contusions, accompagnées de brisures, exigent l'amputation comme le genre de guérifon le plus convenable (1). Je dirai ce qui me paroît réfuter cette opinion. Premierement, il faut fçavoir que le danger de mort, dans ces cas-là, ne dépend pas feulement des humeurs épanchées dans l'endroit meurtri, mais de cette violente commotion, qui fecoue & occafionne une compreffion générale des vaiffeaux dans tout le corps, & fur-tout dans les parties intérieures (2); & des vaif-

(1) Eft-ce guérir que perdre une jambe?

(2) Il y a très-long-temps qu'on fçait que cette commotion, on pourroit dire cette contufion générale, eft une des grandes raifons du danger des bleffures produites par les boulets, & du plus au moins par les armes à feu, mais je ne me rappelle point dans ce moment d'avoir vû la méchanique de cet effet auffi bien développée que dans cet ouvrage. La rapidité avec laquelle l'air frappe compenfe ce qui lui manque en denfité : ceux qui aiment à tout réduire en calcul pourront déterminer exactement cet effet par une regle
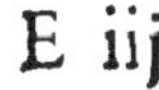
de trois, & en fuppofant d'un côté un courant d'air,

ſeaux comprimés, obſtrués, rompus, naiſſent l'épanchement, l'inflammation, la ſuppuration. Cette commotion de tout le corps dépend de

---

qui ait acquis, par le mouvement d'un boulet, une vîteſſe donnée & qui agiſſe ſur un homme avec cette vîteſſe, en ſuppoſant de l'autre un homme qui tombe ſur un plancher avec une vîteſſe également donnée, l'effet ſera égal ſi la vîteſſe de l'air eſt à celle de l'homme qui tombe comme la denſité de la planche eſt à celle de l'air, ou plus briévement ſi les vîteſſes des contondants ſont en raiſon inverſe de leurs denſités. Je ſerois même porté à croire que, quand la vîteſſe eſt parvenue à un certain degré, ſon effet croît en raiſon plus grande que ſon accroiſſement, ou, pour parler algébriquement, que ſes effets doivent être exprimés par quelque puiſſance de ſes degrés; ainſi l'effet d'une vîteſſe de 150 degrés ſeroit à l'effet d'une vîteſſe de 125, non pas comme 150 : 125 ou comme 6 : 5, mais comme le quarré, ou peut-être une autre puiſſance de 150 au quarré, ou à la puiſſance correſpondante de 125. Il y a des raiſons phyſiques qui portent à croire que la choſe eſt ainſi, & il y a quelques obſervations qui paroiſſent le prouver. Ceux qui ont ſervi en temps de guerre, ont tous été témoins de quelque exemple marqué de cet effet de la percuſſion de l'air; on a des exemples de gens tués ſur le champ ſans l'air extérieur, qui, étant comprimé, condensé & poussé très-promptement par un boulet mû avec une grande

---

avoir été touchés par le boulet. Je sçais de deux Officiers dignes de foi qu'à la bataille de Fontenoi un boulet cassa l'os de la cuisse d'un soldat de l'armée d'Hollande sans le toucher; un autre a vû un homme qu'un boulet rendit paralytique de la moitié du corps en passant à côté de lui. Ceux qui observent, sçavent que rien ne fatigue autant les armées qu'un grand vent, les sentinelles même en sont fatiguées sans marcher; c'est qu'un grand vent fait une meurtrissure générale, qui produit nécessairement la lassitude. Je ne sçais si l'on ne pourroit pas attribuer à cette même cause quelques effets de la foudre. Je n'ajouterai rien à ce que M. BILGUER dit de l'effet de la contusion, ce qu'il en a dit n'a besoin d'aucune explication, & j'ai donné assez de détails sur cette matiere dans l'*Avis au Peuple*; je dirai simplement que dans les plaies faites par les balles de mousquets, l'effet de la commotion générale n'est pas considérable, mais ce qui en fait le danger c'est la meurtrissure topique de la plaie, le peu de sang qui s'écoule souvent; & enfin, comme dit M. LE DRAN, parce qu'aussi-tôt *qu'on se sent blessé d'un coup d'armes à feu, on est presque toujours frappé d'un saisissement dont on n'est pas le maître.* Saisissement qui me paroît avoir trois causes, dont l'action n'est point détaillée par celui sur qui elle rapidité, agit ſur le corps avec plus de force, & y produit une contuſion plus forte qu'aucun autre corps conton-

---

s'exerce, 1°. cette idée que les plaies d'armes à feu ſont dangereuſes ; 2°. celle qu'on ignore le degré du mal ; 3°. la commotion même, qui, par l'état momentané dans lequel elle met le bleſſé, fait qu'il eſt beaucoup plus ſuſceptible d'effroi. Il y a un inſtant où le courage eſt inutile. Qu'on me permette de placer ici une obſervation que je tiens des témoins oculaires, & qui prouve l'effet pernicieux d'un ſaiſiſſement ſur les bleſſés. Deux Officiers au ſervice de France furent bleſſés, dans la pénultieme campagne, l'un très-dangereuſement, l'autre, qui avoit été priſonnier quelque temps auparavant, & priſonnier très-maltraité, très-légerement ; ils furent conduits au même endroit & mis dans la même chambre ; le premier s'attendoit à une mort prochaine, il guérit cependant aſſez vîte : le ſecond s'attendoit à une très-prompte guériſon, & ſa plaie, qui n'étoit preſque que ſuperficielle à la jambe, ne laiſſoit pas ſoupçonner le plus petit danger. L'endroit où ils étoient fut ſurpris, & l'on vint leur annoncer qu'ils étoient priſonniers ; l'idée de ce qu'il avoit ſouffert, fit ſur ce dernier une ſi violente impreſſion, qu'il ſe trouva ſur le champ aſſez mal ; la plaie fut gangrénée au panſement ſuivant, aucun ſecours ne put le ſauver, & il périt au bout de peu de jours. *Rem. du Tr.*

dant, même des plus peſants, ne l'a jamais fait. De-là naiſſent ces meurtriſſures ſenſibles qu'on obſerve dans les viſceres, les crachements & les vomiſſements de ſang, l'oppreſſion, la toux, les douleurs, les inflammationt & les ſuppurations intérieures, la fievre & autres maux qui ſurviennent ſouvent à des contuſions aſſez légeres en apparence, & bornées à quelque extrêmité du corps, mais qui ſont produits par cette contuſion générale, & on peut dire inviſible de tout le corps (1).

(1) Les accidents fâcheux, dont je viens de parler, arrivent moins quand le membre a été entierement emporté par le boulet, quoique la commotion occaſionnée par la preſſion de l'air ſoit plus forte dans ce cas, que quand le boulet n'a occaſionné qu'une contuſion; ce qui pourroit faire douter de la juſteſſe de ce que j'ai dit dans ce paragraphe. Mais l'étonnement ceſſera en faiſant attention que dans la contuſion il n'y a point d'hémorrhagie, au lieu qu'elle eſt conſidérable quand le membre eſt emporté, & qu'ainſi le remede

L'amputation du membre ne prévient point tous ces accidents, au contraire elle les augmente par le saisissement que font éprouver au blessé l'effroi attaché à l'idée d'amputation, & l'horrible douleur qu'elle produit, & par-là elle hâte la mort, qu'on croit prévenir en l'employant : ainsi je soutiens hardiment que l'amputation ne peut pas être utile dans ces cas, dans lesquels la nature & l'état des parties doit la prohiber ; que dans d'autres elle est nuisible, puisqu'elle hâte la mort ; & qu'elle est également nuisible, quoique le blessé guérisse, si on pouvoit le guérir & conserver le membre ; un Chirurgien n'est jamais excu-

dans ce cas est une suite du mal, puisque cette hémorrhagie opere ce qu'on souhaite d'opérer par les saignées dans les contusions sans hémorrhagie, & dissipe les obstructions & les épanchements, qui sont la suite de la commotion.

ſable de l'employer dans ce dernier cas.

§. XXXII.

Puiſque je rejette l'amputation des membres meurtris, je dois indiquer les moyens de guérir les meurtriſſures.

Je préviens les ſymptômes fâcheux qui en ſont la ſuite, ou je les diſſipe, s'ils ſe ſont déja manifeſtés, par de fréquentes ſaignées & par l'uſage des remedes qui atténuent le ſang, qui réſolvent celui qui s'eſt épaiſſi, qui enlevent les obſtructions, & qui rendent propre à être réſorbé celui qui étoit épanché. Je leur aſſocie ceux qui, en évacuant doucement par les ſelles, déſempliſſent par-là les vaiſſeaux, & je donne enſuite ceux qui peuvent rétablir le reſſort des vaiſſeaux & rendre au ſang ſon état naturel.

Je n'ai point trouvé de remede plus propre à résoudre & à fortifier modérément qu'une poudre composée *de nitre, de sel amer, de crême de tartre & de véritable bol d'Arménie* (1).

§. XXXIII.

LE pansement du membre meurtri varie suivant les circonstances, car ou la contusion a fait eschare gangréneuse ou ne l'a pas faite ; si elle ne l'a pas faite, mais qu'elle ait cependant fracturé les os, le pansement doit être très-doux. Dans ce cas je ne fais point d'incisions, mais je travaille à rapprocher les extrémités des os, & à les remettre dans leur situation naturelle, dans laquelle je les maintiens par des compresses & des

(1) Je n'ai point trouvé de meilleur remede intérieur contre les contusions, que l'usage abondant de oxymel. *Rem. du T.*

bandages, comme dans les fractures ordinaires simples; je fais fomenter continuellement tout l'appareil, avec des décoctions résolutives & vulnéraires (1), & je suis exactement tous les conseils que j'ai donnés §. XIV, au moyen de quoi j'ai presque toujours guéri très-heureusement les contusions de cette espece.

Si la contusion a fait eschare gangréneuse & en même temps brisé les os, il faut commencer par séparer la croute gangréneuse des parties saines, avec le scalpel; on fait de profondes incisions, on ne néglige aucun des secours propres à faciliter la résolution ou la suppuration, & l'on traite le fracas des os conformément aux

(1) Une infusion aqueuse de *scordium* & de *mille-pertuis*, à laquelle on joint une huitieme ou une sixieme partie de vinaigre, est une des fomentations les plus convenables dans ce cas. *R. du T.*

regles indiquées dans le §. XXIV. Ce cas ne souffre aucune négligence dans le traitement, & nous nous trouvons bien récompensés de nos peines, par le plaisir de procurer à ces infortunés une guérison ou complette ou aussi parfaite, au moins qu'il étoit possible de l'obtenir dans leur état.

Il y a actuellement à l'hôpital de Torgaw un soldat qui avoit été cruellement blessé ; l'épaule & le bras étoient très-mal par l'épanchement qu'avoit produit la contusion, l'omoplatte & la clavicule étoient entierement fracassées, l'os du bras avoit été chassé de la cavité glénoïde & poussé inférieurement, les ligaments, ayant été trop fortement distendus, étoient relâchés, & les parties voisines, profondément meurtries, étoient couvertes d'une croute noire qui ressembloit à la gangrene. La meurtrissure

& la double fracture de l'omoplatte & de la clavicule ſont très-bien guéries, l'humérus n'a jamais pu être maintenu dans ſon articulation, à cauſe du relâchement des ligaments, quelques autres accidents ſe ſont heureuſement diſſipés, mais il lui reſte une toux & une fievre preſque continuelles, avec les ſymptômes qu'elle entraîne, qui prouvent qu'il y a du pus dans quelque viſcere, peut-être dans le poumon, ſuite de l'effet de la contuſion ſur les parties intérieures.

§. XXXIV.

CHACUN comprend aiſément que la méthode de guérir ſans amputation les membres bleſſés, fracturés, briſés par des plaies d'armes à feu, telle que je l'ai décrite juſques à préſent, eſt accompagnée de beaucoup de douleurs, de murmures & d'impatience de la part du bleſſé, qu'elle exige un Chirurgien très-éclairé, & qu'elle lui donne beaucoup de peines, de ſoucis & d'inquiétudes; je n'ai point caché d'ailleurs qu'elle ne ſauvoit pas tout le monde, on peut dire quelquefois en l'employant,

Non eſt in Medico ſemper relevetur ut æger,
Interdùm docta plus valet arte malum.

Mais comme on peut appliquer ces vers encore plus ſouvent en employant l'amputation, l'utilité de la méthode, que j'ai indiquée, reſte également vraie. On oppoſe l'eſpérance aux douleurs & aux murmures du malade; les plaies pour les inciſions ſe font ordinairement dans un temps où il ne penſe pas à s'en plaindre & à les empêcher, & elles ſont beaucoup moins cruelles que l'horrible plaie de l'amputation; les obſtacles tirés de la difficulté de cette méthode sont levés dans nos hôpitaux, par les soins que la bénigne vigilance de FREDERICH LE GRAND l'a porté à se donner pour fournir ses armées victorieuses de Chirurgiens capables de la mettre en pratique.

§. XXXV.

J'AJOUTERAI ici que par rapport à ceux qui ont eu la cuisse ou le bras emporté par un coup de canon, je ne sçache pas qu'on ait jamais apporté dans nos hôpitaux, auçun des premiers, c'est-à-dire, de ceux qui avoient eu la cuisse emportée ; ils avoient péri sans doute promptement sur le champ de bataille par l hémorrhagie. Il en est venu quelques-uns de ceux qui avoient eu le bras emporté, mais les Chirurgiens employés au camp avoient déja arrêté le sang &

appliqué l'appareil qu'on applique ordinairement après l'amputation ; nous les guériſſions enſuite par la méthode indiquée dans le §. XXXI. Les bleſſés de cette eſpece fourniſſent l'occaſion de placer ici ce que j'ai à dire ſur la néceſſité de faire l'amputation tirée de l'hémorrhagie ; mais je puis être court, puiſque de nos jours, & au milieu des progrès de la Chirurgie, il n'y a perſonne qui ne connoiſſe & qui ne ſoit familier avec les différentes méthodes d'arrêter le ſang. Auſſi, quoique les arteres interoſſeuſes, l'artere brachiale & l'artere crurale dans le voiſinage de l'articulation du coude & du jarret, ou d'autres rameaux arteriels ouverts donnent de la peine au Chirurgien, l'on n'eſt point obligé pour cela de faire l'amputation, car dans quelque ſituation qu'on ſuppoſe la bleſſure de l'artere, le Chirurgien peut toujours, par des dilatations, ſe faire jour juſques à l'ouverture de l'artere, & arrêter le ſang ou par l'application des aſtringents, parmi leſquels l'agaric & l'eſprit de térébenthine nous ont ſouvent très-bien réuſſi, ou par la compreſſion, ou par des ligatures, ou enfin par tous ces ſecours réunis; ainſi je n'entreprendrai jamais l'amputation pour l'hémorrhagie. L'on s'étonnera même comment il a pu venir dans l'eſprit des Chirurgiens de penſer à ce remede, puiſque ſouvent la difficulté d'arrêter l'hémorrhagie après l'amputation eſt plus grande que dans tout autre cas, ſur-tout ſi l'on ampute la jambe au-deſſous du genoux (1); ainſi je perſiſte dans mon

---

(1) Mémoires de l'Académie des Sciences de Paris, année 1732.

idée, ſoit que la plaie de l'artere ſoit jointe à une plaie des ſeules parties charnues, ſoit qu'il y ait en même temps fracture ou briſure des os, & dans ce dernier cas je joindrai les ſecours indiqués dans ce paragraphe à ceux du §. XXIV.

J'entends objecter ici que tous ces ſecours ſeroient inutiles ſi l'artere brachiale ou crurale ſont bleſſées à une certaine hauteur, parceque dans ce cas il faut néceſſairement que le membre périſſe, faute de nourriture. Je n'ai qu'un mot à répondre par rapport à la bleſſure de l'artere crurale dans le haut de la cuiſſe, c'eſt que, ſoit que ma méthode ſoit ou ne ſoit pas adoptable à ce cas, l'on n'a pas l'alternative de l'amputation, perſonne, autant que je puis le ſçavoir, n'ayant oſé faire l'amputation dans cette partie, parceque tout le monde a craint que le malade ne pérît dans l'opération (1). Les blessures de l'artere brachiale ne me détermineroient point non plus à l'amputation du bras dans sa partie supérieure, quoique possible, parceque je crois que l'on doit tout tenter avant que d'en venir à cette extrémité, & plusieurs expériences ayant appris qu'après l'opération de l'anevrisme le membre reprend la chaleur, le mouvement, la force (2),

(1) Je n'ai point encore lû la dissertation sur cette matiere, qui a été couronnée par l'Académie Royale de Chirurgie, mais j'ai appris par des personnes qui revenoient de Paris, que l'Auteur avoit amené à l'Académie un chien, auquel il avoit fait l'amputation de la cuisse dans l'articulation.

Note du Tr. Il doit y avoir ici de l'équivoque, puisque les Auteurs des piéces présentées pour les prix ne peuvent pas se faire connoître. Ce n'est pas que je ne croie l'amputation de la cuisse d'un chien dans l'arculation très-possible, mais je ne vois pas ce qu'elle conclut pour la possibilité de la même opération dans l'homme.

(2) Voyez *Heister Chirurg.* t. 1. part. 1. c. 13.

quoique le tronc brachial ait été intercepté, je pense que quand elle a été blessée, on doit hardiment en faire la ligature, & ensuite pourvoir à la conservation du membre par des fomentations apéritives mêlées de quelques spiritueux, & par des frictions douces, qui contribuent à ouvrir les petits vaisseaux, à les dilater & à rendre par-là aux parties la chaleur & la vie (1). Si l'on remarque un peu de

Essays d'Edimbourg, t. 2. art. 15. t. 5. art. 17. le Promptuar. Hamburg. & les Recueils de Breslaw en différents endroits.

(1) L'Anatomie, les Observations Chirurgicales & les ouvertures de cadavres concourent à établir le sentiment de M. BILGUER.

Les preuves anatomiques se tirent de l'inspection des arteres. Je suis persuadé qu'à moins que l'artere crurale ne soit blessée presque à sa sortie de l'arcade des muscles abdominaux dans l'endroit où elle perd le nom d'iliaque, son oblitération entraînera rarement la perte du membre; outre trois petits rameaux qui en partent presque à sa sortie, & sur lesquels j'avoue que je ne compterois pas beaucoup pour nourrir tout tumeur & de la chaleur au-dessous de la plaie, le premier ou le second jour de l'opération, l'on doit concevoir

---

ce gros membre, soit à cause de leur petitesse, soit, sur-tout, à cause de leur distribution, à deux pouces ou trois doigts de distance de l'artere, il part d'autres rameaux bien plus considérables, dont deux entr'autres, sous le nom d'arteres musculaires, & sur-tout l'externe descendent très-gros le long de la cuisse, & fournissent évidemment à la nourriture de ses muscles; quoiqu'on n'ait pas suivi leurs troncs jusques à la jambe, je ne doute pas que l'on ne pût parvenir à découvrir quelques-uns de leurs rameaux qui s'y portent, & qui, peu apparents dans l'état naturel, ne tarderoient pas à le devenir davantage quand le sang s'y porteroit avec plus d'abondance; d'ailleurs les anastomoses de quelque rameau considérable avec le tronc de l'artere crurale y portent le sang, & elle peut redevenir artere utile; l'observation prouve que cela est arrivé au bras, & il n'est presque pas douteux que cela n'arrive aussi dans la jambe; le nombre de rameaux, qui sortent de l'artere brachiale presque dès son origine, & leur distribution étant fort analogues à ce qu'on observe sur l'artere crurale.

Les Observations Chirurgicales qui prouvent le rétablissement de la chaleur dans les parties, après l'opération de l'anevrisme, quoique l'on ait été obligé de lier l'artere brachiale très-haut, sont fréquentes;

de grandes espérances que la vie se rétablira dans tout le membre. Si au contraire tout ce qui est inférieur à la

---

l'on en trouve chez beaucoup d'autres Observateurs que ceux que cite M. BILGUER, & il y a sans doute peu de Médecins & de Chirurgiens qui n'aient eu occasion de le voir eux-mêmes.

C'est un spectacle extrêmement intéressant que d'observer le retour successif de la chaleur, de la fermeté & de la couleur dans un bras sur lequel on a fait l'opération de l'anevrisme. Je ne sçache pas qu'on l'ait jamais faite à la cuisse, l'artere est si fort préservée dans cette partie, qu'il est très-rare qu'il s'y forme un anevrisme. J'ai vû l'opération réussir très-bien dans la partie inférieure de la jambe, sur *la tibiale antérieure*, & le pied ne souffrit que très-peu, pendant très-peu de jours ; il est vrai qu'il y a beaucoup d'autres rameaux qui lui fournissent.

Quelques sections rares de cadavres forment un troisieme argument, puisque l'on a trouvé l'artere crurale oblitérée par une suite de maladie, dans la partie supérieure de la cuisse, sans que la jambe eut cessé de se nourrir, quoique peut-être un peu moins parfaitement.

Les bains de vapeurs seroient, dans ces cas où il faut faciliter la circulation dans de petits vaisseaux & les aggrandir, un des remedes les plus utiles. *R. du Trad.*

plaie

plaie se flétrit, se réfroidit, se desseche, alors on pourra penser à l'amputation, mais sans jamais se hâter; parceque la mortification dans ce cas est toujours très-lente, & que quelquefois la chaleur & le mouvement renaissent dans la partie fort tard. Mais je suis persuadé que ce cas exigera très-rarement l'amputation.

§. XXXVI.

L'ordre du traitement exigeroit que je parlasse actuellement des deux dernieres raisons qui déterminent à l'amputation, la carie des os, & l'état cancéreux de la partie; mais il me paroît plus à propos de rapporter auparavant quelques exemples de guérisons opérées sans l'amputation, qui auroit paru indispensable à beaucoup de gens.

Le premier exemple que je citerai,

& il eſt très-remarquable, eſt celui d'un ſoldat du Régiment de Son Alteſſe Royale LE PRINCE HENRI, que mon ami M. KRETSCHMER, très-habile Chirurgien, & Chirurgien en chef de l'hôpital (1) & M. *Sterneman*, Chirurgien ordinaire, traiterent ſous ma direction & guérirent parfaitement, au grand étonnement de tout le monde. Le bras gauche avoit été ſi horriblement maltraité, par quatre éclats de fer, que l'os du bras étoit caſſé par le milieu, & le bras percé de huit trous, il y avoit, ſur l'articulation même du coude, un anevriſme vrai de la groſſeur du plus gros poingt. M. KRETSCHMER commença par arrêter le ſang en appliquant le tourniquet ſous l'aiſſelle; enſuite des huit trous ou bleſſures, il

(1) *Staabs-Chirurgus dey dem Lazareth.*

choisit les deux qui étoient les plus voisines de la fracture, & les dilata assez pour mettre l'os à nud, il dilata un peu les six autres ; après ces dilatations, il enleva plusieurs esquilles considérables ; ensuite il rapprocha les deux parties de l'os & les remit en place, il les fit contenir par les aides pendant qu'il arrosoit toutes les plaies avec parties égales d'esprit de vin & d'eau d'arquebusade, & qu'il garnissoit de charpie ; il enveloppa tout le bras dans un linge & le banda en serrant médiocrement le bandage ; il couvrit l'anevrisme de compresses graduées, & le lia modérément avec une bande à part, après quoi il arrosa le tout avec le même mélange d'eau d'arquebusade & d'esprit de vin, chargé d'autant de boule de mars qu'il en avoit pu dissoudre, & il appliqua sur le bandage de l'anevrifme la fomentation dont j'ai parlé plus haut, faite avec les *efpeces pour la décoction noire* (1). Il relâchoit le tourniquet de deux en deux heures & le refferroit bientôt après ; il l'ôta entierement au bout de peu jours & fe contenta de comprimer l'artere fous l'aiffelle avec des compreffes & un bandage qui ne faifoit point obftacle au panfement des plaies. Il panfoit les plaies tous les jours, mais il ne changeoit l'appareil de l'anevrifme que de deux jours l'un, quoiqu'il y eut deux des trous qui étoient renfermés fous cet appareil. Il continua ainfi avec beaucoup de foin pendant long-temps. Il fit tenir, pendant tout ce temps, la main & l'avant bras dans un demi tuyau de fort carton qu'il tenoit fuf-

(1) Voyez §. XIII.

pendu par une écharpe. Il fit de fréquentes ſaignées, donna pour boiſſon de l'eau & du vinaigre, & fit prendre de temps en temps des poudres, dont j'ai parlé plus haut, compoſées de nitre, de ſel amer, de crême de tartre & de véritable bol d'Arménie (1). A l'aide de ces ſeuls ſecours, il a rétabli ce bras, qui étoit ſi malade, qu'on ne

(1) §. XXXII. Il y a long-temps que les terres bolaires ont la réputation d'être un remede utile dans les contuſions, mais je crains que ce ne ſoit une erreur, & je n'en ai jamais vu aucun effet aſſez ſenſible, dans aucun cas, pour leur croire les vertus qu'on leur attribue; le vrai bol d'Arménie peut exercer quelque aſtriction dans les premieres voies, à ce titre il ne ſeroit pas trop utile, & laiſſer développer peut-être quelque principe acide qu'il renferme, mais quatre ou cinq gouttes d'eſprit de ſoufre ſeront plus utiles, à cet égard, qu'une doſe de cette terre; ainſi je ſuis preſque convaincu qu'elle eſt inutile dans ce mélange; ſi elle a quelqu'uſage, c'eſt uniquement d'émouſſer un peu l'action des ſels neutres ſur l'eſtomach, & de prévenir les malaiſes que ces ſels font quelquefois éprouver aux perſonnes dont l'eſtomach eſt très-délicat. *Rem. du Trad.*

pouvoit pas même l'amputer, au point que dans le cours du troisieme mois, après avoir ôté quelques esquilles, l'anevrisme étoit dissipé, & la fracture & les plaies parfaitement guéries.

Nous guérîmes un autre soldat du Régiment *de Brandebourg Bareith*, dont le coude étoit misérablement déchiré par cinq morceaux de fer, dont quelques-uns étoient restés enchassés dans la partie, & dont les deux os de l'avant-bras étoient brisés.

Après avoir dilaté les plaies, nous enlevames les esquilles, nous sçiames une piece du *cubitus* longue de quatre doigts, & en pansant les plaies, nous tâchames d'éviter une suppuration trop abondante.

Dans la méthode ordinaire on auroit assurément fait l'amputation, puisque l'avant-bras étoit brisé, & que le bras qui étoit sain permettoit de la faire, mais nous avons pu le ſauver & le guérir ſans le ſecours de cette opération, auſſi bien que pluſieurs autres qui ſont autant de témoins qui dépoſent en faveur de notre méthode, & que nous pouvons préſenter aux partiſans de l'amputation.

M. DE SASS, Colonel-Commandant du Régiment de garniſon de *Lattorf*, & qui eſt actuellement Commandant à *Brieg*, reçut à la bataille qui ſe donna près de *Czaſlau* un coup de boulet à la jambe, qui lui briſa les deux os en pluſieurs pieces, & l'on enleva des eſquilles de quatre ou cinq pouces de longueur. Les Chirurgiens jugerent l'amputation néceſſaire, & le preſſoient de s'y ſoumettre, il le refuſa & guérit, & quoique la jambe ſoit reſtée courbée en dehors, il marche & ſe promene avec facilité.

Un ſoldat du Régiment des Cuiraſſiers de GESSLER, nommé LUKRAFKA, fut bleſſé à la jambe en faiſant l'exercice avec ſon Régiment, de façon que les deux os furent briſés dans leur milieu & avec beaucoup de fêlures dans leur longueur. Après avoir mis à nud toutes les fentes des os, je ſçiai un morceau du tibia de cinq pouces de long, que j'enlevai avec ſa moëlle, je détachai avec des pinces les parties inutiles & ſaillantes du péroné, j'arrangeai enſuite les os dans leur ſituation naturelle, & au bout de quatre mois le malade fut rétabli. Cette jambe eſt un peu plus courte que l'autre, mais cela n'empêche pas qu'il ne marche & ne ſaute avec facilité.

M. DE FRANCKENBERG, Capitaine dans le Régiment d'Infanterie de HULSEN, fut cruellement bleſſé par une balle de mouſquet à la bataille de *Loboſchütz*; tous les os du tarſe furent rompus & brisés de façon qu'il fallût presque entierement le désosser, ce qui étant fait, & les parties du pied étant rapprochées entr'elles, le pied se remit si bien qu'à l'aide d'un talon double ce brave Officier marche commodément, & est en état de servir dans le Régiment de garnison de *Alt-Sydow*.

M. de ALVENSLEBEN, Enseigne aux Gardes, reçut à *Torgaw* une blessure au-dessus du pied, qui brisa les os du tibia & du péroné, & les fragments portés par le coup les uns sur les autres, formoient une espece de triple étage; je fus obligé de faire un grand nombre de profondes incisions, & il fut bientôt assez bien pour que je pusse remettre le soin du reste de la guérison au Chirurgien du Régiment.

Un soldat du Régiment d'Infanterie de SYBOURG, nommé MIEKE,

âgé de 70 ans, reçut près de *Meissen*, en 1759, un coup de boulet, qui brisa l'os de l'épaule à deux travers de doigts au-dessous de l'articulation, & l'on en ôta une piece de cinq pouces de long; il fut cependant parfaitement guéri au bout de neuf mois, & partit de *Wittemberg* pour aller à l'hôpital des Invalides à *Berlin*.

M. de STABENWOL, Capitaine-Lieutenant dans le Régiment d'Infanterie de GRABOW, reçut à la bataille de *Kunnersdorf* un coup de boulet qui lui fracassa l'humérus ou l'os de l'épaule, tout près de son articulation avec l'omoplatte, & étant parfaitement guéri au bout de huit mois, il alla de *Stetin* à *Berlin* (1).

---

(1) J'ai vu un Officier, Capitaine au service de France, qui reçut un coup de fusil à bout touchant, la balle fracassa l'humérus dans sa partie supérieure jusques à l'articulation; si la blessure eut été un peu plus

M. de ROTTKIRK, Commandant du Régiment du Margrave CHARLES, & M. de KROCKOW, Capitaine dans le Régiment des Cuirassiers de SCHLABBRENDORF, reçurent l'un & l'autre une blessure qui traversoit l'articulation de l'épaule & furent entierement guéris au bout d'environ dix mois.

M. de BRITZKE, Commandant du Régiment d'Infanterie de KNO-

bas, c'est-à-dire, un peu moins grave, on lui auroit coupé le bras; l'impossibilité, ou la difficulté de l'opération, empêcha de le faire; il éprouva presque tous les accidents qu'une plaie peut occasionner; on tira pendant long-temps plusieurs esquilles, enfin au bout de cinq mois il fut parfaitement rétabli. Cette observation me paroît importante en ce que l'on y voit une blessure très-fâcheuse, de celles pour lesquelles on ampute tous les jours, dont le danger étoit aggravé par sa position, pour laquelle on n'ampute pas, parce qu'on ne peut pas, & qui guérit. Si cet Officier avoit eu le bonheur d'être blessé quelques doigts plus bas, il auroit eu le malheur d'avoir le bras coupé. *Rem. du Tr.*

BLOCH, fut bleſſé, près de *Dreſde*, par une balle de mouſquet qui traverſa l'articulation du coude & briſa les trois os qui s'y rencontrent; l'on en tira pluſieurs eſquilles, cependant cet Officier fut entierement guéri au bout de deux ans, & ſert glorieuſement actuellement à la tête de ce Régiment.

Je finirai ces obſervations par celle d'un Prince bleſſé à la bataille de *Kunnersdorf*. Une balle de mouſquet lui fit une plaie très-fâcheuſe, en traverſant l'articulation entre les os du tarſe & du métatarſe; de façon que tous les os du métatarſe, excepté un, étoient briſés. Les inciſions & les autres remedes, dont j'ai parlé, le guérirent & le rendirent à la Nation & à l'Armée, à leur grande joie, quoique la bleſſure fut du nombre de celles pour leſquelles on faisoit l'amputation il n'y a pas cinquante ans (1).

§. XXXVII.

Je pourrois citer un grand nombre de blessés guéris par cette méthode, mais les exemples, que j'ai rapportés suffisent pour la faire connoître ; j'ajouterai seulement que dans le moment où j'écris ceci, il y a dans l'hôpital de *Torgaw* des blessés dont les os étoient si fort rompus & brisés, que jusqu'à présent les Chirurgiens

---

(1) Ces *cinquante ans* sont une politesse que M. BILGUER fait aux Chirurgiens plus modernes.

M. le Comte de B... Officier général dans les Troupes Autrichiennes, reçut une blessure fort semblable à *Hockirken*, & eut le bonheur d'être très-bien guéri par M. BRUNET, sans l'amputation, qui paroissoit fort indispensable. Il ne lui restoit que de la foiblesse, qui, à son âge, chez un homme robuste, se dissipe presque sans secours ; on lui conseilla les bains de Baden en Autriche, au retour il fut attaqué d'une fievre inflammatoire qui le tua. *Rem. du Tr.*

n'auroient point pensé à les guérir sans amputation, & qui sont cependant tous en train de guérison par la méthode que j'ai indiquée. Il y a même peu de nos Chirurgiens d'armées qui ignorent qu'il est souvent arrivé dans nos hôpitaux que des blessés, pour lesquels on avoit résolu l'amputation, & qui la voyoient arriver avec horreur, étant déja placés pour la subir, l'opération ayant été différée, soit par un évanouissement, soit par leur résistance, & la méthode que j'ai indiquée ayant été mise en usage, ils ont guéri, contre l'idée de tout le monde, ont conservé leur membre, & s'en servent avec aisance. Si l'on rapproche ceci de ce qui a été dit §. XXVII, on comprendra combien l'on a tort le plus souvent d'amputer les membres.

§. XXXVIII.

J'ai parlé jusqu'à présent des accidents qui enlevent promptement le blessé ; il me reste à dire quelque chose de ceux dont le danger est moins prompt, & qui conduisent à la mort lentement, la carie des os & l'état cancéreux des parties ; car on sçait que ces deux causes ont souvent déterminé à l'amputation.

La carie des os est, ou peu considérable, ou très-grave, ou nouvelle, ou invétérée, ou produite par un vice intérieur de la masse des humeurs, ou la suite d'un accident extérieur.

Quand elle n'a commencé que depuis peu, & qu'elle n'est pas considérable, quelle qu'en soit la cause, il n'est pas même permis de penser à l'amputation, mais on découvre l'os à proportion de l'étendue de la carie ;

& après l'avoir mis à nud, on le racle avec le ſcalpel, ou on le perce de pluſieurs trous avec un trépan perforatif convenable; quand la carie a gagné la partie oppoſée de l'os, il faut alors employer le trépan à couronne pour emporter la piece. Mais je ne puis pas entrer ici dans le détail du manuel de ces opérations.

Par rapport aux remedes qui diſſipent la carie ſans le ſecours des inſtruments, ou qui achevent ce que les inſtruments ont commencé, nous en avons un grand nombre dont il ſeroit trop long de donner la liſte; j'avertis ſeulement qu'on doit éviter tous les acides minéraux, même la liqueur anodyne minérale d'HOFMAN, ſi fort vantée par quelques perſonnes dans les maladies des os, parce qu'ils nuiſent ordinairement. Perſonne n'ignore que, quand on s'en ſert pour les dents, ils les blanchiſſent, mais en même-temps ils en détruiſent la conſiſtence, & les rendent fragiles & friables comme de la chaux; & les autres os étant moins ſolides & moins durs que les dents, l'on a bien plus de raiſon de craindre qu'ils ne produiſent le même effet, en ſe répandant, de la partie cariée à laquelle on les applique, ſur les parties ſaines. Il réſulte de-là que les os, qui avoient paru guéris après l'uſage de ces liqueurs, ſont, au bout de quelque temps, plus malades qu'auparavant (1).

(1) J'ai vu deux malades qui avoient une carie très-fâcheuſe, l'un au tibia, l'autre au péroné ſur la malléole externe; l'on me dit que le mal avoit commencé il y avoit long-temps, mais qu'il avoit été guéri, pendant cinq ou ſix ſemaines chez l'un, un peu plus long-temps chez l'autre, par un Charlatan paſſant. Ce que j'appris de la couleur du remede, de quelques uns de ſes effets accidentels, & de ſes effets ſur le mal, me perſuada que c'étoit un eſprit acide, & cette obſervation confirme ce que d'autres m'avoient appris, & ce que dit M. BILGUER. *Rem. du T.*

La véritable façon de remédier aux os rongés par la carie, eſt ſemblable à celle qu'on peut employer pour ſéparer des planches unies par des clous, en les faiſant extrêmement ſécher, les clous tombent d'eux-mêmes; & c'eſt, ſans doute, ce qui a fait naître l'idée d'employer les fers rouges ou les liqueurs acides, comme deſſéchants, pour procurer l'exfoliation des os; mais l'un & l'autre de ces moyens ont l'inconvénient, comme je l'ai déja dit, des acides, d'agir avec tant de violence ſur les parties malades qu'ils étendent leur action, d'une façon dangereuſe ſur les parties ſaines. L'on peut cependanr employer les fers chauds, avec ſuccès, dans les corps pleins d'humidité, quand il y a des chairs fongueuſes, ou quand il importe d'arrêter très-promptement les progrès du mal.

Les remedes ſuivants agiſſent efficacement, mais avec moins de violence, l'encens, le maſtich, la myrrhe, le baume du Pérou, & l'huile eſſentielle de girofle; mais cette huile même doit être employée avec beaucoup de ſobriété, puiſque quand on l'emploie pour les dents cariées, elles deviennent fragiles, & tombent par piece au bout de quelque temps (1). Quand la carie eſt détruite, il faut, pour achever la guériſon de l'os, donner une bonne nourriture, mais pas

(1) J'ai vu pluſieurs fois, comme M. BILGUER, les dents tomber peu à peu en pieces après l'uſage de l'huile de girofle, je les ai vu tomber en pieces ſans qu'on eut employé ou cette huile ou les acides; je l'ai employée d'autres fois ſans que cet accident ſoit arrivé, & quoique je ſois perſuadé qu'elle nuit quelquefois, je crois avoir vu que c'eſt quand la carie eſt déja très-conſidérable & la partie ſaine de la dent très-amincie; mais ce n'eſt pas une raiſon pour renoncer totalement à un remede réellement très-efficace dans pluſieurs cas de dents cariées. *Rem. du Tr.*

trop graſſe ; un bouillon dans lequel on fait cuire de la chair de vipere eſt très-utile (1). Le panſement alors ne conſiſte plus qu'en charpie ſéche, & beaucoup de ſoins pour empêcher, autant qu'il eſt poſſible, le contact de l'air extérieur. Quand la carie eſt accompagnée d'un vice des humeurs, le traitement extérieur eſt le même, & réuſſit également, moyennant qu'on y joigne les remedes internes qu'exige la maladie ; avec cette attention, on guérit la carie vénérienne comme les autres.

§. XXXIX.

L'on demandera ſûrement, que faut-il faire quand les meilleurs remedes extérieurs ſont inutiles, & ne

(1) Les bouillons de vipere ne doivent pas être ordonnés indiſtinctement à tous ceux qui ont des os cariés, ni dans tous les temps. *Rem. du Trad.*

doit-on pas néceſſairement amputer des os cariés dans une grande étendue ? Je réponds que l'amputation eſt inutile, ſi la carie eſt accompagnée d'un vice dans les humeurs, & que ce vice ſubſiſte ; ſi le vice eſt détruit, on ne doit point déſeſpérer de la guériſon, quoique la plus grande partie de l'os fut cariée, comme les obſervations, que j'ai rapportées plus haut, le démontrent évidemment (1). Il faut donc tenter d'autres moyens, & trépaner l'os dans pluſieurs endroits, juſqu'à ce qu'on ait enlevé tout ce qui eſt corrompu. Il y a des os qui, quand l'amputation ſeroit utile, n'en ſeroient point ſuſceptibles ; ſi, par exemple,

(1) Les Obſervations de M. MUZEL, *Medicioniſchen und Chirurgiſchen Wahrucmungen, erſté Sammlung*, p. 83. confirment mon opinion, puiſqu'il dit que tous ceux à qui on fit l'amputation à cauſe de la carie des os, périrent avec le membre amputé.

la carie avoit attaqué la partie ſupérieure de l'humérus ou du fémur, l'os de la mâchoire, &c. L'on peut apprendre le moyen de remédier aux maladies des os, des obſervations de tant de ſoldats bleſſés aux articulations du coude, du genou, &c, & qui, par les ſoins qu'ils ont reçus dans nos hôpitaux, ont conſervé leurs membres, quoiqu'ils aient perdu de très-grandes pieces d'os, dont les unes ont été détachées par la nature même, les autres par le Chirurgien; & comme perſonne ne me niera que les plaies que fait un Chirurgien avec un inſtrument fort tranchant, & avec beaucoup de ſoin, pour pouvoir enlever les pieces d'os gâtées, ne guériſſent plus aiſément que les plaies déchirées & meurtries, faites par un boulet, de la mitraille, des éclats, &c; ſi l'état du corps laiſſe quelque eſpérance de guérir la carie, l'on fera usage, dans ce cas, des conseils que j'ai donnés dans le §. XX. Il est vrai qu'il arrive souvent que le membre reste difforme, mais cela n'arrive pas toujours, & souvent le cal remplit tout le vuide des parties osseuses qu'on a enlevées, quelques considérables qu'elles fussent. On lit même des exemples de cures heureuses, dans lesquelles des os entiers ont été remplacés (1). D'ailleurs la diffor-

(1) Telle est celle que rapporte SCULTET, *Armamentar. Chirurgicum*, *Obs.* 81, dans laquelle on voit que le cal répara non-seulement tout l'os du tibia, mais aussi une partie du péroné enlevé par SCULTET, & à la fin de la guérison le malade se promenoit sans bâton. L'on trouve des guérisons semblables ailleurs; voyez les Essais d'Edimbourg, t. 1. p. 312. 313. *Hernn Alexanders Monrors Knochen Lehre*, *&c.* *Uberſatzt durch* D. Carl. Christian *Krausen*, *p.* 51. & Essais d'Edimbourg, t. 5. part. 1. p. 584. » Une » beaucoup plus admirable, car tout le tibia de l'une » des jambes se détacha, & le tibia de l'autre jambe » se sépara par petits morceaux. Cependant le ma- » lade, qui étoit un enfant de dix ou onze ans, put

mité dans les membres n'en ôte pas tout l'uſage (1).

§. X L.

Il me reſte à parler des parties cancéreuſes, ſur leſquelles je m'étendrai d'autant moins, que d'habiles gens ont traité cette matiere (1). Si le mal eſt récent, ſi le corps eſt ſain, ſi les remedes internes & externes n'ont rien fait, il faut enlever la partie viciée

---

» marcher ſans béquilles au bout de quatre mois, » ayant les jambes très-droites; il ſe porta très-bien » dans la ſuite & étoit en état de travailler aux ou- » vrages de la campagne «. Ces obſervations prouvent d'autant plus en faveur de la méthode que j'emploie, que le cal répare bien plus aiſément encore les fragments que le Chirurgien enleve chez ceux dont le mal eſt produit par un accident externe, & ne dépend pas du vice des humeurs, qui étoit très-conſidérable dans le cas que je viens de citer.

(1) Voyez §. XXXVI.

(2) Voyez la Diſſertation de M. KATTSCHMIED, Profeſſeur à *Jene* ſur cette matiere.

avant

avant que le mal ait fait des progrès, & en ait infecté d'autres. Mais la plûpart de ceux qui ont le malheur d'être attaqué de ce mal, renvoyant d'un jour à l'autre l'amputation, il arrive, quand ils s'y déterminent, ou qu'elle hâte la mort, ou que le mal se reproduit dans un autre endroit; ce qui fait que dans ce cas l'on devroit faire l'amputation beaucoup moins souvent qu'on ne le fait (1), & il est bien à souhaiter que les Médecins cherchent à découvrir un remede qui puisse gué-

(1) Quand le cancer est évidemment la suite d'un accident externe, négligé ou mal traité, l'amputation faite de bonne heure guérit; quand le mal est venu peu à peu, sans qu'on pût en assigner de cause externe, j'ai vu que presque toujours, quoique faite de bonne heure, elle hâtoit la mort, & quelquefois après avoir fait souffrir des maux plus cruels que le cancer même. Il faut espérer que les succès de la ciguë feront tomber l'amputation fréquente; mais il paroît par la fin de ce paragraphe, que M. BILGUER n'en connoissoit pas encore l'efficace. *Rem. du Trad.*

rir cet horrible mal ſans le ſecours de l'amputation. Mais je n'ai point eu deſſein de m'étendre ſur cette matiere.

§. XLI.

J'ai expoſé juſqu'à préſent ce que j'ai de plus important à dire contre ceux, qui aujourd'hui encore, recourent trop précipitamment à l'amputation des membres, dès qu'ils ſont meurtris & briſés. Mes raiſons ſont-elles bonnes, & la méthode que je propoſe mérite-t-elle d'être adoptée ? C'eſt ce que je laiſſe à décider aux ſçavans lecteurs ; pour moi je n'éprouverai jamais rien de plus agréable que le ſouvenir de tant d'infortunés bleſſés, à qui l'on a ſauvé la vie & conſervé leurs membres, dans nos hôpitaux, quoique leurs bleſſures fuſſent de celles pour leſquelles on recouroit juſqu'à préſent à l'amputation. Et il ſeroit bien à ſouhaiter, que tant de cures heureuſement opérées réprimaſſent cette eſpece de fureur qui, dans quelques pays, invite & excite les Chirurgiens, par des récompenſes publiques, à faire des amputations. Un ſecond avantage qui réſultera, j'eſpere, de cet Ouvrage, c'eſt que ceuxqui ont jugé déſavantageuſement des Chirurgiens de nos hôpitaux, parce qu'ils ont appris qu'on n'y faiſoit pas des amputations, reviendront de leurs préjugés ſur notre compte en profitant de notre exemple.

FIN.

TABLE
DES PARAGRAPHES.

INUTILITE' de l'Amputation des Membres.

§. I. Objet de l'Auteur dans cet ouvrage.

II. Ce qui lui en a donné les premieres idées.

III. Ce qui l'a encouragé dans ses Recherches.

IV. Motifs qui lui ont fait entreprendre ce Traité.

V. Sujet de la Dissertation.

VI. Accidens qui ont toujours fait regarder l'amputation nécessaire ;

SAVOIR,

Premier cas. La gangrene d'un membre.
Second. Le délabrement d'une partie.
Troisieme. Une forte contusion.
Quatrieme. Les blessures des grands vaisseaux.
Cinquieme. La carie des os.
Sixieme. Le cancer.

VII. Secours internes ; Observations sur l'usage du KINKINA dans la mortification.

Questions de M. Tissot sur deux cas particuliers.

VIII. Secours externes; incisions sur la partie malade, maniere de les faire.
IX. Séparation de la chair morte, du vif sans l'entamer, délicatesse de cette opération.
X. Pansemens des plaies, des os.
XI. Continuation.
XII. Scarifications autour du mal.
XIII. Doctrine des anciens & de quelques modernes sur l'usage des fomentations confirmée. Formules, suivant les différens cas.
XIV. Changement de l'état des plaies; temps d'administrer le kinkina.
XV. Maniere de le donner.
XVI. Suite du Traitement exterieur; formation du pus.
XVII. Conjecture sur la maniere dont S. G. guérissoit les plaies.
XVIII. Réflexion sur l'abus de l'amputation, son inutilité dans le cas où la gangrene vient d'un vice intérieur.
XIX. Gangrene. Suite d'un accident extérieur, démonstration des abus de l'amputation dans le premier cas. Traitement convenable.
XX. Délabrement d'une partie, second cas, fracas des os; moyens ordinaires.

XXI. Moyens proposés par M. Bilguer ; Traitemens externes.

XXII. Observations sur le même sujet ; Traitemens internes.

XXIII. Fievre des malades, leurs causes, leurs dangers ; moyen de les appaiser.

XXIV. Plaies d'armes à feu ; blessures des articles.

XXV. Suite du Traitement.

XXVI. Succès de l'Auteur par sa méthode.

XXVII. Calcul avantageux en sa faveur.

XXVIII. Suite de ce calcul.

XXIX. de l'amputation de la cuisse.

XXX. De la contusion, troisieme cas.

XXXI. Suite de la contusion.

XXXII. Traitement.

XXXIII. Suite du traitement.

XXXIV. Impatience des malades dans la nouvelle méthode. Fermeté du Chirurgien. Vigilance de Sa Majesté Prussienne pour prévenir les mutilations inutiles des soldats (1).

(1) On publioit à Paris, pendant la guerre, que le Roi de Prusse empêchoit la mutilation des soldats par d'autres vues que par celles de l'humanité. Des gens oisifs passoient leur temps à déclamer contre cette barbarie, ils prévenoient les esprits, sans le savoir,

XXXV. Membres emportés ; blessures des grands vaisseaux, quatrieme cas.
XXXVI. Observations qui confirment cette méthode.
XXXVII. Suite.
XXXVIII. Carie des os, cinquieme cas. Remedes.
XXXIX. Différens moyens pour remédier à cet accident,
XL. Cancer des parties, sixieme cas. Inutilité de l'amputation.
XLI. Conclusion de l'ouvrage.

---

contre la méthode que M. Bilguer propose. J'ai vu d'habiles Chirurgiens me faire cette objection, en leur parlant de l'impression de cet ouvrage : ils convenoient cependant que les amputations n'avoient point été assez ménagées dans les Armées Françoises. J'espere que la publication de ce petit livre aura deux effets, 1°. de rétablir la vérité. 2°. D'accoutumer ces Chirurgiens à sentir l'humanité.

Fin de la Table.

APPROBATION.

J'ai lû, par ordre de Monſeigneur le Vice-Chancelier, un Manuſcrit qui a pour titre : *De l'Inutilité de l'Amputation des Membres, &c.* Ceux à qui l'expérience réfléchie a appris combien la nature peut dans l'homme pour ſa conſervation, & qui ſavent avec quelle facilité on ſe décide trop ſouvent à faire les Amputations des membres, verront avec plaiſir cet Ouvrage : les raiſons & les obſervations ſur leſquelles les Auteurs appuient leur ſentiment, méritent toute l'attention des Médecins & des Chirurgiens. Je n'ai rien trouvé qui doivent en empêcher l'Impreſſion. A Paris, ce 20 Mars 1764.

LEBEGUE DE PRESLE.

Le Privilege ſe trouve à la fin des *Recherches Médicales*, Ouvrage traduit de l'Anglois.

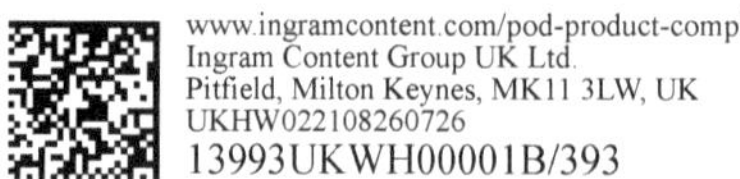
www.ingramcontent.com/pod-product-compliance
Ingram Content Group UK Ltd.
Pitfield, Milton Keynes, MK11 3LW, UK
UKHW022108260726
13993UKWH00001B/393

9 782329 322667